前言

恶性肿瘤的防治是全球公共卫生领域面临的一项重要挑战。在呼吸系统肿瘤中，肺癌是最常见的类型，其规范化诊疗尤为关键。近年来，随着靶向治疗、免疫治疗等新型抗肿瘤药物的大量涌现，患者的生存期显著延长，部分患者已实现“慢性疾病化”管理，但药物研发的迅猛发展也带来了新的挑战：如何规范使用不断迭代的抗肿瘤药物？如何平衡疗效与安全性？如何在基层医疗中普及合理用药理念？

基于此，2018 年在国家卫生健康委员会组织下，由吴一龙教授牵头制定了《新型抗肿瘤药物临床应用指导原则》（以下简称《指导原则》），涵盖多个瘤种。此后，《指导原则》根据国家药品监督管理部门新药获批的进展及临床使用情况逐年更新。2025 年 1 月 7 日，2024 年版《指导原则》发布，呼吸系统抗肿瘤药物的数量已从 2018 年版的 8 种增加至 51 种。为充分发挥《指导原则》对于临床实践的指导价值，吴一龙教授、陆舜教授担任主审，周清教授担任主编，联合全国其他 12 位肺癌领域权威专家，共同编撰《〈新型抗肿瘤药物临床应用指导原则〉实践口袋书——呼吸系统肿瘤》（以下简称《口袋书》），旨在将国家规范转化为便携、可即时查阅的临床决策工具书，以推动肺癌诊疗的同质化发展。

《口袋书》以2024年版《指导原则》为蓝本，秉持“权威性、便携性、实操性”的设计理念，系统整合了呼吸系统肿瘤用药规范。全书分为上下两篇：上篇保留了《指导原则》中的六大基本原则，构建了一个标准化的决策框架；下篇则以表皮生长因子受体（EGFR）、间变性淋巴瘤激酶（ALK）、*c-ros* 原癌基因1（ROS1）等十大靶点 / 药物类别为核心，通过可视化表格，对51种药物的制剂、规格、适应证和合理用药要点进行了详细对比，并根据药品说明书补充了相关细节，确保信息的完整性与临床的适配性。其中，适应证截止日期为2024年6月30日，与2024年版《指导原则》保持一致。

我们期待，《口袋书》能成为临床医生的“移动知识库”，为呼吸系统肿瘤的合理用药提供可靠依据；更希望以此为媒，推动我国肺癌诊疗水平同质化提升，让每一位患者都能在规范化治疗中真正获益，迎来“临床治愈”的曙光。

周　清

2025年5月

《新型抗肿瘤药物临床应用指导原则》实践口袋书
——呼吸系统肿瘤

主　审　吴一龙　广东省人民医院

主　编　周　清

副主编　王志杰　刘安文　李子明　冯卫能

编　委（以姓氏笔画为序）：

王志杰　中国医学科学院肿瘤医院
王慧娟　河南省肿瘤医院
冯卫能　佛山市第一人民医院
邬　麟　湖南省肿瘤医院
刘安文　南昌大学第二附属医院
杜瀛瀛　安徽医科大学第一附属医院
李　娟　四川省肿瘤医院
李子明　上海交通大学医学院附属胸科医院
周　清　广东省人民医院
周建娅　浙江大学医学院附属第一医院
段建春　中国医学科学院肿瘤医院
姚　煜　西安交通大学第一附属医院
董晓荣　华中科技大学同济医学院附属协和医院
陆　舜　上海交通大学医学院附属胸科医院

人民卫生出版社

·北　京·

图书在版编目（CIP）数据

《新型抗肿瘤药物临床应用指导原则》实践口袋书．呼吸系统肿瘤 / 周清主编．-- 北京 ：人民卫生出版社，2025. 6. -- ISBN 978-7-117-38071-3

Ⅰ. R979. 1

中国国家版本馆 CIP 数据核字第 2025TV2035 号

《新型抗肿瘤药物临床应用指导原则》实践口袋书——呼吸系统肿瘤
《Xinxing Kangzhongliu Yaowu Linchuang Yingyong Zhidao Yuanze》Shijian Koudaishu—Huxi Xitong Zhongliu

主　　编：周　清
出版发行：人民卫生出版社（中继线 010-59780011）
地　　址：北京市朝阳区潘家园南里 19 号
邮　　编：100021
E - mail：pmph @ pmph.com
购书热线：010-59787592　010-59787584　010-65264830
印　　刷：三河市君旺印务有限公司
经　　销：新华书店
开　　本：787 × 1092　1/32　　印张：4
字　　数：99 千字
版　　次：2025 年 6 月第 1 版
印　　次：2025 年 7 月第 1 次印刷
标准书号：ISBN 978-7-117-38071-3
定　　价：48.00 元

打击盗版举报电话：010-59787491　E-mail：WQ @ pmph.com
质量问题联系电话：010-59787234　E-mail：zhiliang @ pmph.com
数字融合服务电话：4001118166　E-mail：zengzhi @ pmph.com

目 录

上篇 新型抗肿瘤药物临床应用基本原则

下篇 呼吸系统肿瘤用药临床应用指导原则

上篇　新型抗肿瘤药物临床应用基本原则

1 病理组织学确诊后方可使用

（1）只有经组织或细胞学病理确诊或特殊分子病理诊断成立的恶性肿瘤，才有指征使用抗肿瘤药物。

（2）单纯依据患者的临床症状、体征和影像学结果得出临床诊断的肿瘤患者，没有抗肿瘤药物治疗的指征，经多学科会诊不适宜手术或活检的病例除外。

（3）对于某些难以获取病理诊断的肿瘤，如妊娠滋养细胞肿瘤等，其确诊可参照国家相关指南或规范执行。

2 部分需靶点检测后方可使用

（1）根据是否需要进行分子靶点检测，可以将常用的小分子靶向药物和大分子单克隆抗体类药物分为需要检测和不需要检测分子靶点两大类。

需要检测分子靶点的药物 —基本原则→

- 对于明确作用靶点的药物，须遵循靶点检测后方可使用的原则。
- 检测所用的仪器设备、诊断试剂和检测方法应当经过国家药品监督管理部门批准，特别是经过临床试验伴随诊断验证的方法。
- 不得在未做相关检测的情况下盲目用药。

（2）肺癌中需要检测和不需要检测分子靶点的药物

分类	药物名称
需要检测分子靶点的药物	吉非替尼、厄洛替尼、埃克替尼、阿法替尼、达可替尼、奥希替尼、阿美替尼、伏美替尼、贝福替尼、瑞齐替尼、瑞厄替尼、舒沃替尼、克唑替尼、阿来替尼、塞瑞替尼、恩沙替尼、布格替尼、洛拉替尼、伊鲁阿克、依奉阿克、普拉替尼、塞普替尼、赛沃替尼、谷美替尼、伯瑞替尼、特泊替尼、卡马替尼、达拉非尼、曲美替尼、恩曲替尼、安奈克替尼、瑞普替尼

续表

分类	药物名称
不需要检测分子靶点的药物	贝伐珠单抗、重组人血管内皮抑制素、安罗替尼、依维莫司、纳武利尤单抗*、帕博利珠单抗*#、度伐利尤单抗、阿替利珠单抗*#、卡瑞利珠单抗*、替雷利珠单抗*、信迪利单抗*△、舒格利单抗*、特瑞普利单抗*、斯鲁利单抗、派安普利单抗、阿得贝利单抗、贝莫苏拜单抗、依沃西单抗**

注：*需排除 *EGFR* 基因突变和 *ALK* 融合阳性的患者。#：帕博利珠单抗单药使用、阿替利珠单抗单药使用前需检测程序性死亡受体配体1（programmed death-ligand 1，PD-L1）表达。△：信迪利单抗二线使用时可用于 *EGFR* 基因突变阳性肺癌患者。**：用于 *EGFR* 基因突变阳性患者。

3 严格遵循适应证用药

（1）严格遵循适应证用药：抗肿瘤药物的药品说明书是抗肿瘤药物临床应用的法定依据，其规定的适应证经过了国家药品监督管理部门批准。

抗肿瘤药物临床应用须遵循药品说明书，不能随意超适应证使用。

（2）及时更新说明书：在抗肿瘤药物临床应用过程中，发现新的具有高级别循证医学证据的用法但药品说明书中未体现的，医疗机构和医务人员可及时向药品生产企业反馈，建议其主动向国家药品监督管理部门申报，及时更新相应药品说明书，以保证药品说明书的科学性、权威性，有效指导临床用药。特别是有条件快速批准上市的药品，更应当保证药品说明书的时效性。

4　合理选择适宜的抗肿瘤药物

肿瘤诊疗应当按照安全、有效、经济的原则，在保障医疗质量安全的前提下，减轻患者经济负担。

肿瘤诊疗原则

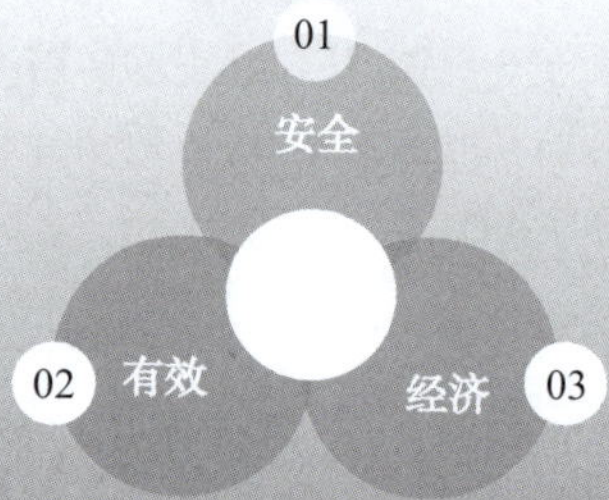

保障医疗质量安全

减轻患者经济负担

在抗肿瘤药物临床应用中，应当充分考虑成本-效果比，在严格遵循适应证用药的前提下优选具有药物经济学评价优势证据的品种。

5 特殊情况下的药物合理使用

随着癌症治疗临床实践的快速发展，目前上市的抗肿瘤药物尚不能完全满足肿瘤患者的用药需求，药品说明书也往往滞后于临床实践，一些具有高级别循证医学证据的用法未能及时在药品说明书中进行修订。

在尚无更好治疗手段等特殊情况下，医疗机构应当制定相应管理制度、技术规范，对药品说明书中未明确但具有循证医学证据的药品用法进行严格管理。

特殊情况下抗肿瘤药物的使用权应当：

- 仅限于三级医院授权的具有高级专业技术职称的医师。
- 充分遵循患者知情同意原则。
- 做好用药监测和跟踪观察。

特殊情况下抗肿瘤药物循证医学证据采纳根据依次是

其他国家或地区药品说明书中已注明的用法 > 国际权威学会/协会或组织发布的诊疗规范、临床诊疗指南 > 国家级学会/协会发布的经国家卫生健康委员会认可的诊疗规范、临床诊疗指南和临床路径等

6 重视药物相关性不良反应

抗肿瘤药物的相关性不良反应发生率较高，也容易产生罕见的不良反应，因此抗肿瘤药物不良反应报告尤为重要。

（1）医疗机构

1）医疗机构应当建立药物不良反应、药品损害事件监测报告制度，并按照国家有关规定向相关部门报告。

2）医疗机构应当将抗肿瘤药物不良反应，尤其是新型抗肿瘤药物不良反应报告纳入医疗质量考核体系，定期分析和报告新型抗肿瘤药物不良反应的动态和趋势。

（2）临床医师、护理人员和临床药师：临床医师、护理人员和临床药师应当密切随访患者的用药相关毒性，并及时上报不良反应，尤其是严重的和新发现的不良反应。

下篇　呼吸系统肿瘤用药临床应用指导原则

1 EGFR-TKI

1.1 EGFR-TKI 的制剂、规格和适应证（表 1.1.1）

表 1.1.1 EGFR-TKI 的制剂、规格和适应证

	药物名称	制剂	规格	推荐剂量	适应证		
					具有 *EGFR* 基因敏感突变（*EGFR* 19 外显子缺失突变或 21 外显子 L858R 置换突变）的局部晚期或转移性 NSCLC 患者的治疗	既往经 EGFR-TKI 治疗时或治疗后出现疾病进展，并且经检测确认存在 *EGFR* T790M 突变阳性的局部晚期或转移性 NSCLC 成人患者的治疗	其他
三代 EGFR-TKI	奥希替尼	片剂	40mg、80mg	80mg/ 次，每日 1 次	√（单药或联合培美曲塞和铂类化疗 / 一线）	√	ⅠB~ⅢA 期 *EGFR* 19 外显子缺失突变或 21 外显子 L858R 置换突变的 NSCLC

续表

	药物名称	制剂	规格	推荐剂量	适应证		
					具有 *EGFR* 基因敏感突变（*EGFR* 19 外显子缺失突变或 21 外显子 L858R 置换突变）的局部晚期或转移性 NSCLC 患者的治疗	既往经 EGFR-TKI 治疗时或治疗后出现疾病进展，并且经检测确认存在 *EGFR* T790M 突变阳性的局部晚期或转移性 NSCLC 成人患者的治疗	其他
三代 EGFR-TKI	奥希替尼	片剂					患者的术后辅助治疗，并由医师决定接受或不接受辅助化疗
	阿美替尼		55mg	110mg/次，每日 1 次	√（一线）	√	—
	伏美替尼		40mg	80mg/次，每日 1 次	√（一线）	√	

续表

	药物名称	制剂	规格	推荐剂量	适应证		
					具有 *EGFR* 基因敏感突变（*EGFR* 19 外显子缺失突变或 21 外显子 L858R 置换突变）的局部晚期或转移性 NSCLC 患者的治疗	既往经 EGFR-TKI 治疗时或治疗后出现疾病进展，并且经检测确认存在 *EGFR* T790M 突变阳性的局部晚期或转移性 NSCLC 成人患者的治疗	其他
三代 EGFR-TKI	贝福替尼	胶囊	25mg、50mg	起始剂量 75mg/ 次，每日 1 次，连续服用 21 日；若无严重不良反应或未发生≥2 级的血小板减少和 / 或未发生≥2 级的头痛，21 日后剂量调整为 100mg/ 次，每日 1 次	√（一线）	√	—
	瑞齐替尼	胶囊	30mg	180mg/ 次，每日 1 次	—	√	—
	瑞厄替尼	片剂	100mg	200mg/ 次，每日 1 次	—	√	—

续表

	药物名称	制剂	规格	推荐剂量	适应证		
					具有 *EGFR* 基因敏感突变（*EGFR* 19 外显子缺失突变或 21 外显子 L858R 置换突变）的局部晚期或转移性 NSCLC 患者的治疗	既往经 EGFR-TKI 治疗时或治疗后出现疾病进展，并且经检测确认存在 *EGFR* T790M 突变阳性的局部晚期或转移性 NSCLC 成人患者的治疗	其他
二代 EGFR-TKI	阿法替尼	片剂	20mg、30mg、40mg	40mg/ 次；对于临床医师评价为耐受性差的患者，推荐剂量为 30mg/ 次，每日 1 次	√（既往未接受过 EGFR-TKI 治疗）	—	含铂化疗期间或化疗后疾病进展的局部晚期或转移性鳞状细胞组织学类型的 NSCLC
二代 EGFR-TKI	达可替尼	片剂	15mg、45mg	45mg/ 次，每日 1 次；对于临床医师评价为耐受性差的年老体弱患者，起始剂量可为 30mg/ 次，每日 1 次	√（一线）	—	—

续表

	药物名称	制剂	规格	推荐剂量	适应证		
					具有 *EGFR* 基因敏感突变（*EGFR* 19 外显子缺失突变或 21 外显子 L858R 置换突变）的局部晚期或转移性 NSCLC 患者的治疗	既往经 EGFR-TKI 治疗时或治疗后出现疾病进展，并且经检测确认存在 *EGFR* T790M 突变阳性的局部晚期或转移性 NSCLC 成人患者的治疗	其他
一代 EGFR-TKI	吉非替尼	片剂	250mg	250mg/次，每日 1 次	√	—	—
	厄洛替尼		100mg、150mg	150mg/次，每日 1 次	√	—	—
	埃克替尼		125mg	125mg/次，每日 3 次；对于 *EGFR* 21 外显子 L858R 置换突变阳性晚期 NSCLC 患者，可以使用 250mg/次，每日 3 次	√	—	Ⅱ~ⅢA 期伴有 *EGFR* 基因敏感突变 NSCLC 的术后辅助治疗

续表

	药物名称	制剂	规格	推荐剂量	适应证		
					具有 *EGFR* 基因敏感突变(*EGFR* 19 外显子缺失突变或 21 外显子 L858R 置换突变)的局部晚期或转移性 NSCLC 患者的治疗	既往经 EGFR-TKI 治疗时或治疗后出现疾病进展，并且经检测确认存在 *EGFR* T790M 突变阳性的局部晚期或转移性 NSCLC 成人患者的治疗	其他
一代 EGFR-TKI	舒沃替尼	片剂	150mg、200mg	300mg，每日 1 次	—	—	既往经含铂化疗时或治疗后出现疾病进展，或不耐受含铂化疗，并且经检测确认存在 *EGFR* 20 外显子插入突变的局部晚期或转移性 NSCLC 的成人患者

注：未特殊标注的均为单药治疗。

1.2 三代 EGFR-TKI 的合理用药要点（表 1.2.1~ 表 1.2.2）

表 1.2.1 奥希替尼、阿美替尼、伏美替尼的合理用药要点

<table>
<tr><th colspan="2">要点</th><th>奥希替尼 *</th><th>阿美替尼</th><th>伏美替尼</th></tr>
<tr><td colspan="2" rowspan="2">用药前检测注意事项</td><td colspan="3">(1) 术后辅助用药（奥希替尼）或一线用药前必须明确有经国家药品监督管理局批准的 EGFR 基因检测方法检测到的 EGFR 敏感突变。
(2) 对于既往经 EGFR-TKI 治疗时或治疗后出现疾病进展的局部晚期或转移性患者，用药前必须明确有经国家药品监督管理局批准的检测方法检测到 EGFR T790M 突变</td></tr>
<tr><td colspan="3">肿瘤组织和血液（血浆）均可用于 EGFR 基因突变检测，但组织检测优先</td></tr>
<tr><td rowspan="4">用法用量</td><td>推荐剂量</td><td>80mg/ 次，每日 1 次</td><td>110mg/ 次，每日 1 次</td><td>80mg/ 次，每日 1 次</td></tr>
<tr><td>给药方法</td><td>口服</td><td>口服，整片吞服，不应咀嚼、压碎或掰断药片。对于无法整片吞咽药物和需经鼻胃管喂饲的患者，可将药片直接溶于不含碳酸盐的饮用水中完全分散后服用</td><td>口服</td></tr>
<tr><td>是否能与食物同服</td><td>进餐或空腹时服用均可</td><td>空腹或餐后服用均可</td><td>空腹服用</td></tr>
<tr><td>漏服及处理</td><td colspan="3">如果漏服本品 1 次，若距离下次服药时间大于 12 小时，则应补服本品</td></tr>
</table>

续表

<table>
<tr><th>要点</th><th>奥希替尼 *</th><th>阿美替尼</th><th>伏美替尼</th></tr>
<tr><td>药物使用优先推荐</td><td colspan="3">EGFR 突变阳性的脑转移或脑膜转移患者推荐优先使用</td></tr>
<tr><td>治疗进展及换药情况</td><td colspan="3">对于所有 EGFR-TKI，治疗过程中影像学显示缓慢进展但临床症状未发生恶化的患者，可以继续使用原药物；显示寡进展或中枢神经系统进展患者，可以继续使用原药物加局部治疗；对于广泛进展的患者，建议改换为其他治疗方案</td></tr>
<tr><td>不良反应</td><td>奥希替尼用药期间必须注意常见的皮肤反应和腹泻，需注意心电图 QTc 间期延长</td><td>阿美替尼常见不良反应为皮疹、血肌酸激酶升高和瘙痒等，腹泻的发生率相对较低</td><td>伏美替尼常见不良反应（超过 20%）为谷丙转氨酶（GPT）/ 谷草转氨酶（GOT）升高</td></tr>
<tr><td rowspan="2">剂量调整</td><td>根据患者个体的安全性和耐受性，可暂停用药或减量。如果需要减量，则剂量应减至 40mg/ 次，每日 1 次</td><td>根据患者个体的安全性和耐受性，可暂停用药或减量。如果需要减量，则剂量应减至 55mg，每日 1 次</td><td>使用本品过程中如出现不良事件，可根据具体情况暂停给药，降低剂量或永久停用。如果需要减量，则剂量可减至 40mg/ 次，每日 1 次</td></tr>
<tr><td colspan="3">需警惕间质性肺炎的发生，如确诊为由 EGFR-TKI 导致的药物相关性间质性肺炎，建议永久停用该 EGFR-TKI</td></tr>
</table>

续表

要点	奥希替尼 *	阿美替尼	伏美替尼
药物相互作用	避免与 CYP3A4 强效诱导剂、乳腺癌耐药蛋白（BCRP）底物以及 P-gp 底物联合使用	避免与 CYP3A4 强效诱导剂或抑制剂联合使用，应慎用 BCRP 和 P-gp 敏感底物的窄治疗窗药物。避免与升高血肌酸激酶的药物（如他汀类药物）联合使用	避免与 CYP3A4 强效诱导剂或抑制剂联合使用
特殊情况下的药物合理使用专家共识	在某些肿瘤急症的情况下如脑转移昏迷或呼吸衰竭，在充分知情的情况下，对不吸烟的肺腺癌患者，可考虑在驱动基因不明的情况下尽快用药。一旦病情缓解，必须补充进行 *EGFR* 突变的组织或血液检测。本标准适用于所有 EGFR-TKI		
	2024 NCCN 指南及 2022 ESMO《*EGFR* 突变阳性 NSCLC 管理共识》推荐奥希替尼用于 *EGFR* 少见突变（S768I、L861Q 或 G719X 突变）晚期或转移性 NSCLC 患者的一线治疗。基于全球Ⅲ期 LAURA 临床研究结果，2024 NCCN 指南推荐奥希替尼巩固治疗用于同步或序贯放化疗后未出现疾病进展的不可切除、Ⅱ/Ⅲ期 *EGFR* 19 外显子缺失突变或 21 外显子 L858R 置换突变的 NSCLC 患者	—	

注：*奥希替尼治疗时间为肺癌术后患者应持续接受治疗，直至疾病复发或出现不能耐受的毒性或治疗达 3 年。

表 1.2.2 贝福替尼、瑞齐替尼、瑞厄替尼的合理用药要点

<table>
<tr><th colspan="2">要点</th><th>贝福替尼</th><th>瑞齐替尼</th><th>瑞厄替尼</th></tr>
<tr><td colspan="2" rowspan="3">用药前检测注意事项</td><td>一线用药前必须明确有经国家药品监督管理局批准的 EGFR 基因检测方法检测到的 EGFR 敏感突变</td><td colspan="2">—</td></tr>
<tr><td colspan="3">对于既往经 EGFR-TKI 治疗时或治疗后出现疾病进展的局部晚期或转移性患者，用药前必须明确有经国家药品监督管理局批准的检测方法检测到 EGFR T790M 突变</td></tr>
<tr><td colspan="3">肿瘤组织和血液（血浆）均可用于 EGFR 基因突变检测，但组织检测优先</td></tr>
<tr><td rowspan="4">用法用量</td><td>推荐剂量</td><td>起始剂量 75mg/ 次，每日 1 次，连续服用 21 日；若无严重不良反应或未发生≥2 级的血小板减少和 / 或未发生≥2 级的头痛，21 日后剂量调整为 100mg/ 次，每日 1 次</td><td>180mg/ 次，每日 1 次</td><td>200mg/ 次，每日 1 次</td></tr>
<tr><td>给药方法</td><td colspan="3">口服</td></tr>
<tr><td>是否能与食物同服</td><td colspan="3">空腹或餐后服用均可</td></tr>
<tr><td>漏服及处理</td><td colspan="3">如果漏服本品 1 次，若距离下一次服药时间大于 12 小时，则应补服本品</td></tr>
</table>

续表

<table>
<tr><th>要点</th><th>贝福替尼</th><th>瑞齐替尼</th><th>瑞厄替尼</th></tr>
<tr><td>药物使用优先推荐</td><td colspan="3">EGFR 突变阳性的脑转移或脑膜转移患者推荐优先使用</td></tr>
<tr><td>治疗进展及换药情况</td><td colspan="3">对于所有 EGFR-TKI，治疗过程中影像学显示缓慢进展但临床症状未发生恶化的患者，可以继续使用原药物；显示寡进展或中枢神经系统进展患者，可以继续使用原药物加局部治疗；对于广泛进展的患者，建议改换为其他治疗方案</td></tr>
<tr><td rowspan="2">不良反应</td><td>贝福替尼常见不良反应为血小板减少症、皮疹、贫血、静脉血栓栓塞、头痛等</td><td>瑞齐替尼常见不良反应为白细胞减少症、血小板减少症、贫血、皮疹、谷草转氨酶升高、谷丙转氨酶升高、食欲减退、腹泻等</td><td>瑞厄替尼常见不良反应为腹泻、恶心、贫血、皮疹等。常见的实验室检查异常包括血肌酸激酶升高、白细胞计数降低、血肌酐升高、谷草转氨酶升高、谷丙转氨酶升高、血肌酸激酶同工酶 MB 升高和血小板计数降低</td></tr>
<tr><td colspan="3">需警惕间质性肺炎的发生，如确诊为由 EGFR-TKI 导致的药物相关性间质性肺炎，建议永久停用该 EGFR-TKI</td></tr>
</table>

续表

要点	贝福替尼	瑞齐替尼	瑞厄替尼
剂量调整	根据患者个体的安全性和耐受性，可暂停用药或减量。剂量调整梯度为：100mg → 75mg → 50mg	根据患者个体的安全性和耐受性，可暂停用药或减量。如果需要减量，则剂量应减至 120mg/次，每日1次	根据患者个体的安全性和耐受性，可暂停用药或减量。如果需要减量，则剂量应减至 100mg/次，每日1次
注意事项	患者服药前医师应进行 COMPASS-CAT 评分*，针对高风险（≥7分）患者评估其用药的风险与获益，告知患者相关风险；如使用本品，可给予预防性抗凝治疗	—	—
特殊人群用药	老年患者在医师指导下使用时无须调整起始剂量	无须因为患者的年龄、体重、性别对剂量进行调整	无须因为患者的年龄、体重、性别和吸烟状态对剂量进行调整

续表

要点	贝福替尼	瑞齐替尼	瑞厄替尼
药物相互作用	应避免与CYP3A4强效诱导剂或抑制剂联合使用	尽量避免与CYP酶诱导剂联合使用	避免与具有升高血肌酸激酶作用的药物（如他汀类药物）和CYP3A4强效抑制剂类药物联合使用
特殊情况下的药物合理使用专家共识	在某些肿瘤急症的情况下如脑转移昏迷或呼吸衰竭，在充分知情的情况下，对不吸烟的肺腺癌患者，可考虑在驱动基因不明的情况下尽快用药。一旦病情缓解，必须补充进行*EGFR*突变的组织或血液检测。本标准适用于所有EGFR-TKI		

注：*COMPASS-CAT评分是一种用于评估肿瘤患者静脉血栓栓塞（VTE）风险的评分系统。

1.3 二代 EGFR-TKI 的合理用药要点(表 1.3.1)

表 1.3.1 阿法替尼、达可替尼的合理用药要点

要点		阿法替尼	达可替尼
用药前检测注意事项		(1) 一线治疗 *EGFR* 基因敏感突变的晚期 NSCLC 患者,用药前必须明确有经国家药品监督管理局批准的 *EGFR* 基因检测方法检测到的 *EGFR* 敏感突变。 (2) 肿瘤组织和血液(血浆)均可用于 *EGFR* 基因突变检测,但组织检测优先	
		虽然药品说明书显示阿法替尼无须进行基因检测可用于二线治疗含铂化疗期间或化疗后进展的晚期肺鳞癌患者,但仍然不推荐用于 *EGFR* 基因突变阴性的患者	—
用法用量	推荐剂量	40mg/次;对于临床医师评价为耐受性差的患者,推荐剂量为 30mg/次,每日 1 次	45mg/次,每日 1 次;对于临床医师评价为耐受性差的年老体弱患者,起始剂量可为 30mg/次,每日 1 次
	给药方法	口服	
	是否能与食物同服	不应与食物同服,应当在进食后至少 3 小时或进食前至少 1 小时服用	可与食物同服或不同服
	漏服及处理	如果漏服 1 次本品,患者应在当日记起时尽快服用。但是,如果距下次服药的时间不到 8 小时,则不需要额外补充漏服的剂量	无须补服

续表

<table>
<tr><th>要点</th><th>阿法替尼</th><th>达可替尼</th></tr>
<tr><td>药物使用优先推荐</td><td>对于非常见 *EGFR* 基因突变患者（如 L861Q、G719X、S768I），优先使用阿法替尼</td><td>—</td></tr>
<tr><td>治疗进展及换药情况</td><td colspan="2">对于所有 EGFR-TKI，治疗过程中影像学显示缓慢进展但临床症状未发生恶化的患者，可以继续使用原药物；显示寡进展或中枢神经系统进展患者，可以继续使用原药物加局部治疗；对于广泛进展的患者，建议改换为其他治疗方案</td></tr>
<tr><td>不良反应</td><td>阿法替尼用药期间必须注意腹泻、皮肤相关不良反应等不良事件</td><td>达可替尼常见不良反应为腹泻、皮疹、甲沟炎、口腔黏膜炎、皮肤干燥等</td></tr>
<tr><td rowspan="2">剂量调整</td><td>（1）1~2 级[a]：不中断[b]，不调整剂量。
（2）2 级[a]（延长[c]或不耐受）或≥3 级[a]：中断直到恢复至 0/1 级[b]；以减量 10mg 递减继续[d]</td><td>如果出现不良反应，应根据患者的耐受性，以每次减量 15mg 的方式逐步降低本品的剂量：①首次减量至 30mg/次，每日 1 次，口服；②第 2 次减量至 15mg/次，每日 1 次，口服。如果患者不耐受 15mg/次，每日 1 次的给药剂量，应永久停用</td></tr>
<tr><td colspan="2">需警惕间质性肺炎的发生，如确诊为由 EGFR-TKI 导致的药物相关性间质性肺炎，建议永久停用该 EGFR-TKI</td></tr>
</table>

续表

要点	阿法替尼	达可替尼
注意事项	本品含有乳糖,患有罕见遗传性半乳糖血症、乳糖酶缺乏症或葡萄糖 - 半乳糖吸收不良的患者不应服用此药品	—
特殊人群用药	(1) 轻度或中度肝功能损害患者不必调整起始剂量。尚未在严重肝功能损害患者中研究本品。不推荐该人群接受本品治疗。 (2) 轻度、中度肾功能损害患者不必调整起始剂量。监测重度肾功能损害患者的状况,如果不耐受,需调整阿法替尼剂量。重度肾功能损害患者的起始剂量为 30mg,每日 1 次	(1) 不建议对肝功能损害或轻中度肾功能损害的患者调整剂量。 (2) 尚未确定重度肾功能损害患者的推荐剂量
药物相互作用	(1) 如需要使用 P-gp 抑制剂,应采用交错剂量给药,尽可能延长与阿法替尼给药的间隔时间。P-gp 抑制剂应在阿法替尼给药后间隔 6 小时(P-gp 抑制剂每日 2 次给药)或 12 小时(P-gp 抑制剂每日 1 次给药)给药。	(1) 服用本品时,避免同时使用质子泵抑制剂。可使用局部作用的抗酸药或 H_2 受体拮抗剂代替质子泵抑制剂;必须临时服用 H_2 受体拮抗剂的情况下,至少提前 6 小时或滞后 10 小时后给予本品。

续表

要点	阿法替尼	达可替尼
药物相互作用	（2）阿法替尼不通过 CYP 酶系代谢，体外实验研究显示与 CYP 抑制剂或诱导剂联合使用时，对阿法替尼的暴露量无明显影响	（2）达可替尼主要通过 CYP2D6 代谢，服用本品时，避免同时使用 CYP2D6 底物
特殊情况下的药物合理使用专家共识	在某些肿瘤急症的情况下如脑转移昏迷或呼吸衰竭，在充分知情的情况下，对不吸烟的肺腺癌患者，可考虑在驱动基因不明的情况下尽快用药。一旦病情缓解，必须补充进行 *EGFR* 突变的组织或血液检测。本标准适用于所有 EGFR-TKI	

注：a. 按照美国国立癌症研究所（NCI）不良事件通用术语标准 5.0 版的分级。

b. 发生腹泻时，应立即使用抗腹泻药物（如洛哌丁胺），并且对于持续腹泻的情况应继续用药直到腹泻停止。

c. 腹泻 >48 小时和 / 或皮疹 >7 日。

d. 如果患者不能耐受每日 20mg，应考虑永久停用本品。

1.4 一代 EGFR-TKI 的合理用药要点(表 1.4.1)

表 1.4.1 吉非替尼、厄洛替尼、埃克替尼的合理用药要点

<table>
<tr><th colspan="2">要点</th><th>吉非替尼</th><th>厄洛替尼</th><th>埃克替尼</th></tr>
<tr><td colspan="2">用药前检测注意事项</td><td colspan="3">(1) 用药前必须明确有经国家药品监督管理局批准的 EGFR 基因检测方法检测到的 EGFR 敏感突变。
(2) 肿瘤组织和血液(血浆)均可用于 EGFR 基因突变检测,但组织检测优先</td></tr>
<tr><td rowspan="4">用法用量</td><td>推荐剂量</td><td>250mg/ 次,每日 1 次</td><td>150mg/ 次,每日 1 次</td><td>125mg/ 次,每日 3 次;对于 EGFR 21 外显子 L858R 置换突变阳性晚期 NSCLC 患者,可以使用 250mg/ 次,每日 3 次</td></tr>
<tr><td>给药方法</td><td>口服</td><td>口服</td><td>口服</td></tr>
<tr><td>是否能与食物同服</td><td>空腹或与食物同服</td><td>至少在餐前 1 小时或餐后 2 小时服用</td><td>空腹或与食物同服,高热量食物可能明显增加药物的吸收</td></tr>
<tr><td>漏服及处理</td><td>如果漏服本品 1 次,应在患者记起后尽快服用。如果距离下次服药时间不足 12 小时,则患者不应再服用漏服的药物。患者不可为了弥补漏服的剂量而服用加倍的剂量(一次服用两倍剂量)</td><td colspan="2">—</td></tr>
</table>

续表

<table>
<tr><th>要点</th><th>吉非替尼</th><th>厄洛替尼</th><th>埃克替尼</th></tr>
<tr><td>药物使用可选推荐</td><td>—</td><td>有脑转移的 EGFR 基因突变的 NSCLC 患者和 EGFR 21 外显子 L858R 置换突变阳性晚期 NSCLC 患者，可选择厄洛替尼联合贝伐珠单抗治疗</td><td>（1）EGFR 基因敏感突变的Ⅱ~ⅢA 期 NSCLC 患者完全肿瘤切除术后推荐埃克替尼辅助治疗。
（2）脑转移的 EGFR 基因突变的 NSCLC 患者，可选择埃克替尼</td></tr>
<tr><td rowspan="2">治疗进展及换药情况</td><td>吉非替尼治疗期间因药物毒性不可耐受时，可在同一代药物之间替换，如疾病进展则不能在同一代药物之间替换</td><td>持续用药直到疾病进展或出现不能耐受的毒性反应。目前无证据表明进展后继续使用本品治疗能使患者受益</td><td>术后辅助治疗：用药直至疾病复发或出现不能耐受的毒性或治疗达 2 年</td></tr>
<tr><td colspan="3">对于所有 EGFR-TKI，治疗过程中影像学显示缓慢进展但临床症状未发生恶化的患者，可以继续使用原药物；显示寡进展或中枢神经系统进展患者，可以继续使用原药物加局部治疗；对于广泛进展的患者，建议改换为其他治疗方案</td></tr>
</table>

续表

<table>
<tr><th>要点</th><th>吉非替尼</th><th>厄洛替尼</th><th>埃克替尼</th></tr>
<tr><td rowspan="2">不良反应</td><td>用药期间必须注意常见的皮肤黏膜反应和腹泻</td><td>用药期间必须注意常见的皮疹和腹泻</td><td rowspan="2">不良反应主要为常见的 1~2 级皮疹、腹泻和转氨酶升高，应特别注意间质性肺病的发生</td></tr>
<tr><td colspan="2">应特别注意间质性肺病、肝脏毒性和眼部症状的发生</td></tr>
<tr><td rowspan="2">注意事项</td><td>—</td><td>吸烟会导致厄洛替尼的暴露量降低，建议患者戒烟</td><td>—</td></tr>
<tr><td colspan="3">需警惕间质性肺炎的发生，如确诊为由 EGFR-TKI 导致的药物相关性间质性肺炎，建议永久停用该 EGFR-TKI</td></tr>
<tr><td>药物相互作用</td><td>（1）CYP3A4 强效诱导剂：如果未出现重度药物不良反应，吉非替尼日剂量可增加至 500mg，中断 CYP3A4 强效诱导剂给药后 7 日，重新开始吉非替尼 250mg 给药。</td><td>（1）避免厄洛替尼与 CYP3A4 强效抑制剂或强效诱导剂联合使用。</td><td>埃克替尼与 CYP2C19 和 CYP3A4 强效诱导剂、CYP2C9 和 CYP3A4 底物联合使用时应注意药物相互作用</td></tr>
</table>

续表

要点	吉非替尼	厄洛替尼	埃克替尼
药物相互作用	（2）CYP3A4 强效抑制剂：CYP3A4 强效抑制剂能降低吉非替尼代谢，增加其血浆浓度。吉非替尼与 CYP3A4 强效抑制剂联合使用时，应监测不良反应	（2）避免厄洛替尼与能显著且持续升高胃液 pH 的药物联合使用	
特殊情况下的药物合理使用专家共识	在某些肿瘤急症的情况下如脑转移昏迷或呼吸衰竭，在充分知情的情况下，对不吸烟的肺腺癌患者，可考虑在驱动基因不明的情况下尽快用药。一旦病情缓解，必须补充进行 *EGFR* 突变的组织或血液检测		
	—	美国 FDA 批准厄洛替尼与吉西他滨联合使用于局部晚期、无法切除或转移性胰腺癌的一线治疗，目前国内尚未获批此适应证，可在与患者充分沟通的情况下使用。用法为 100mg，每日 1 次，口服	—

1.5 舒沃替尼的合理用药要点(表 1.5.1)

表 1.5.1 舒沃替尼的合理用药要点

要点		舒沃替尼
用药前检测注意事项		在服用本品前,应采用经充分验证的检测方法确认存在 *EGFR* 20 外显子插入突变
用法用量	推荐剂量	300mg,每日 1 次
	给药方法	口服,每日服用本品时间尽量固定
	是否能与食物同服	空腹或餐后服用均可
	漏服及处理	如果未在计划时间服用本品,应在计划服药时间的 4 小时内补服本品,如超过 4 小时则不应补服
不良反应		最常见的不良反应为皮疹、腹泻、血肌酸激酶升高、贫血、甲沟炎、口腔黏膜炎等。用药期间需注意间质性肺病、QTc 间期延长等不良反应
剂量调整		根据患者个体的安全性和耐受性,可暂停用药或减量。如果需要减量,则首次减量应减至 200mg,每日 1 次。如果需要再次减量,可以减至 150mg,每日 1 次
药物相互作用		治疗期间应避免与 CYP3A 强效抑制剂或 CYP3A 强效诱导剂联合使用。如果不能避免与强效 CYP3A 抑制剂合用,则应将本品的起始剂量调整至 200mg,每日 1 次。停止服用强效 CYP3A 抑制剂后,可恢复本品剂量至开始服用 CYP3A 抑制剂之前的剂量

2 ALK-TKI

2.1 ALK-TKI 的制剂、规格和适应证（表 2.1.1）

表 2.1.1 ALK-TKI 的制剂、规格和适应证

<table>
<tr><th rowspan="2"></th><th rowspan="2">药物名称</th><th rowspan="2">制剂</th><th rowspan="2">规格</th><th rowspan="2">推荐剂量</th><th colspan="2">适应证</th></tr>
<tr><th>ALK 阳性的局部晚期或转移性 NSCLC 患者的治疗</th><th>ALK 阳性的Ⅰ B 期至ⅢA 期 NSCLC 患者术后辅助治疗</th></tr>
<tr><td>一代 ALK-TKI</td><td>克唑替尼</td><td rowspan="4">胶囊</td><td>200mg、250mg</td><td>250mg/ 次，每日 2 次</td><td>√</td><td>—</td></tr>
<tr><td rowspan="4">二代 ALK-TKI</td><td>阿来替尼</td><td>150mg</td><td>600mg/ 次，每日 2 次</td><td>√</td><td>√</td></tr>
<tr><td>塞瑞替尼</td><td>150mg</td><td>450mg/ 次，每日 1 次</td><td>√</td><td>—</td></tr>
<tr><td>恩沙替尼</td><td>25mg、100mg</td><td>225mg/ 次，每日 1 次</td><td>√</td><td>—</td></tr>
<tr><td>布格替尼</td><td>片剂</td><td>30mg、90mg、180mg</td><td>前 7 日 90mg/ 次，每日 1 次；然后增加剂量至 180mg/ 次，每日 1 次</td><td>√</td><td>—</td></tr>
</table>

续表

	药物名称	制剂	规格	推荐剂量	适应证	
					ALK 阳性的局部晚期或转移性 NSCLC 患者的治疗	*ALK* 阳性的ⅠB 期至ⅢA 期 NSCLC 患者术后辅助治疗
二代 ALK-TKI	伊鲁阿克	片剂	30mg、60mg	第 1~7 日 60mg/ 次，每日 1 次；若可以耐受，从第 8 日起 180mg/ 次	√	—
	依奉阿克	胶囊	100mg、125mg、150mg	600mg，每日 2 次	√	—
三代 ALK-TKI	洛拉替尼	片剂	25mg、100mg	100mg/ 次，每日 1 次	√	—

注：未特殊标注的均为单药治疗。

2.2　一代 ALK-TKI 的合理用药要点(表 2.2.1)

表 2.2.1　克唑替尼的合理用药要点

要点		克唑替尼
用药前检测注意事项		用药前必须明确有经国家药品监督管理局批准的检测方法检测到的 *ALK* 阳性
其他适应证		克唑替尼还适用于 *ROS1* 阳性的晚期 NSCLC 患者的治疗
用法用量	推荐剂量	250mg/ 次,每日 2 次
	给药方法	口服
	是否能与食物同服	可与食物同服或不同服
	漏服及处理	若漏服 1 剂克唑替尼胶囊,则补服漏服剂量的药物,除非距下次服药时间短于 6 小时。如果在服药后呕吐,则在正常时间服用下一剂药物
剂量调整		如果出现 NCI CTCAE(5.0 版)3 级或 4 级的不良事件,需按以下方法减少剂量:①第 1 次减少剂量,200mg/ 次,每日 2 次,口服。②第 2 次减少剂量,250mg/ 次,每日 1 次,口服;如果仍无法耐受,应永久停用
注意事项		用药期间必须注意常见的肝功能损害和视觉异常。在治疗开始的最初两个月应每周检测 1 次,之后每月检测 1 次患者的肝功能,肝功能损害患者应谨慎使用克唑替尼进行治疗

续表

要点	克唑替尼
药物相互作用	应避免联合使用 CYP3A 强效抑制剂或 CYP3A 强效诱导剂，如果无法避免联合使用 CYP3A 强效抑制剂，应减少克唑替尼的剂量。应谨慎与 CYP3A 中效抑制剂联合使用。克唑替尼胶囊可延长 QTc 间期，避免联合使用可延长 QTc 间期的药物。克唑替尼胶囊可引起心动过缓，避免联合使用可引起心动过缓的药物
特殊人群用药	（1）克唑替尼胶囊在 *ROS1* 阳性转移性非小细胞癌患者中的临床研究未入组足够数量的年满 65 岁的患者，因此不能确定老年患者对本药的反应是否与年轻患者不同。 （2）克唑替尼主要在肝脏代谢。肝功能损害患者应谨慎使用克唑替尼进行治疗。对于轻度肝功能损害患者，无须调整克唑替尼起始剂量。对于中度肝功能损害患者，推荐的克唑替尼起始剂量为 200mg，每日 2 次。对于重度肝功能损害患者，推荐的克唑替尼起始剂量为 250mg，每日 1 次。 （3）轻度和中度肾功能损害的患者无须进行起始剂量调整。在不需要透析的严重肾功能损害患者中，克唑替尼的暴露量增加，推荐克唑替尼起始剂量为 250mg，口服，每日 1 次
特殊情况下的药物合理使用专家共识	2024 年版 NCCN 指南推荐克唑替尼作为可选药物之一用于 *cMET* 14 外显子跳跃突变的晚期 NSCLC 患者的一线 / 二线治疗。美国 FDA 批准的克唑替尼适应证还包括治疗 *ALK* 阳性的复发或难治性的系统性间变性大细胞淋巴瘤的 1 岁及以上的儿童患者及年轻成人患者。目前国内尚未获批此适应证，可在与患者充分沟通的情况下按照 FDA 批准的方法使用。根据体表面积，推荐剂量为 $280mg/m^2$，每日 2 次，口服

2.3　二代 ALK-TKI 的合理用药要点(表 2.3.1~ 表 2.3.3)

表 2.3.1　阿来替尼、塞瑞替尼的合理用药要点

<table>
<tr><th colspan="2">要点</th><th>阿来替尼 *</th><th>塞瑞替尼</th></tr>
<tr><td colspan="2">用药前检测注意事项</td><td colspan="2">用药前必须获得经国家药品监督管理局批准的检测方法证实的 ALK 阳性结果</td></tr>
<tr><td rowspan="4">用法用量</td><td>推荐剂量</td><td>600mg/ 次，每日 2 次</td><td>450mg/ 次，每日 1 次</td></tr>
<tr><td>给药方法</td><td>口服</td><td>每日在同一时间口服</td></tr>
<tr><td>是否能与食物同服</td><td colspan="2">随餐服用</td></tr>
<tr><td>漏服及处理</td><td>患者如果漏服 1 剂计划剂量的本品，应补服该剂量，除非距离下一次服药的时间小于 6 小时。患者如果服药后发生呕吐，应按计划时间服用下一剂药物</td><td>如果忘记服药，且距下次服药时间间隔 12 小时以上时，患者应补服漏服的剂量。若治疗期间发生呕吐，患者不应服用额外剂量，但应继续服用下次计划剂量</td></tr>
<tr><td colspan="2">剂量调整</td><td>如出现不良事件，应根据患者耐受性，以每次减量 150mg 的方式逐步降低本品的剂量。
(1) 首次减量：450mg/ 次，每日 2 次，口服。
(2) 第 2 次减量：300mg/ 次，每日 2 次，口服；如果患者仍不能耐受，应永久停用</td><td>根据患者个体的安全性或耐受性，在治疗过程中可能需要暂停用药或降低剂量，应以 150mg 的下调幅度逐渐减少本品的日剂量。应注意早期识别药物不良反应并及早给予标准的支持性治疗措施。对于无法耐受每日随餐服用 150mg 剂量的患者，应停用本品</td></tr>
</table>

续表

要点	阿来替尼 *	塞瑞替尼
注意事项	(1) 建议患者报告任何原因不明的肌痛、触痛或虚弱，评估肌酸激酶水平，在第 1 个月治疗期间每 2 周评估 1 次，随后在临床上根据患者报告的症状按需进行评估。 (2) 应根据临床指征监测心率和血压。如果发生无症状心动过缓，则无须调整剂量；如果患者发生症状性心动过缓或危及生命的事件，应对联合使用中已知引发心动过缓的药物（如抗高血压药）进行评估，并依据说明书调整剂量	(1) 用药期间出现胃肠道不良反应，应根据临床指征，给予患者标准监测及管理，包括止泻、止吐及补液治疗。基于药物不良反应的严重程度，根据说明书调整剂量。 (2) 如发生不危及生命的症状性心动过缓，应暂停本品使用直至恢复至无症状性心动过缓或心率≥60 次 /min，评估联合使用药物，并调整本品的剂量
	在服用阿来替尼时及治疗停止后至少 7 日内，应建议患者避免长时间阳光暴晒。此外，应建议患者使用防紫外线 A/ 紫外线 B 的广谱防晒霜和润唇膏（SPF≥50），防止可能的晒伤	—
	确诊间质性肺炎的患者应立即中断本品治疗，如果没有发现其他间质性肺炎 / 非感染性肺炎的潜在病因，应永久停用本品	

续表

要点	阿来替尼 *	塞瑞替尼
注意事项	基线时应监测肝功能，包括 GPT、GOT 和总胆红素，在最初治疗的 3 个月内每 2 周监测 1 次，之后定期进行监测	（1）患者开始治疗前应进行肝功能检测（包括 GPT、GOT 和总胆红素），之后每月检测 1 次。 （2）治疗开始之前监测空腹血清葡萄糖，之后根据临床指征定期监测，根据指征开始使用或优化降血糖药治疗
药物相互作用	（1）当阿来替尼与治疗窗窄的 P-gp 或 BCRP 底物（如地高辛、达比加群、甲氨蝶呤）联合使用时，建议进行适当的监测。 （2）阿来替尼与 CYP3A 诱导剂或抑制剂联合使用时无须调整剂量	（1）本品治疗期间应避免联合使用 CYP3A 强效抑制剂。如果必须同时使用 CYP3A 强效抑制剂（包括但不限于利托那韦、沙奎那韦、泰利霉素、酮康唑、伊曲康唑、伏立康唑、泊沙康唑、奈法唑酮），则应将塞瑞替尼的剂量减少约三分之一，并近似为 150mg 剂量规格的倍数。当停止给予 CYP3A 抑制剂后，恢复使用 CYP3A 强效抑制剂之前的给药剂量。 （2）体外研究数据显示，本品是外排型转运蛋白 P-gp 的底物。如果本品与抑制 P-gp 的药物联合使用，可能导致本品浓度升高。联合使用 P-gp 抑制剂时应谨慎，并小心监测不良反应

续表

要点	阿来替尼 *	塞瑞替尼
特殊情况下的药物合理使用专家共识	日本厚生劳动省批准的阿来替尼适应证还包括治疗复发性或难治性的 *ALK* 融合基因阳性间变性大细胞淋巴瘤。目前国内尚未批准此适应证，可在与患者充分沟通的情况下按照日本厚生劳动省批准的方法使用。推荐剂量为 600mg/ 次，每日 2 次，口服，与食物一起服用	2022 版 NCCN 指南推荐塞瑞替尼用于 *ROS1* 重排 NSCLC 一线治疗，无论既往是否接受过克唑替尼治疗

注：* 对于术后辅助治疗的患者，建议接受阿来替尼治疗直到疾病复发或出现无法耐受的毒性或持续治疗 2 年。

表 2.3.2　恩沙替尼、布格替尼的合理用药要点

<table>
<tr><th colspan="2">要点</th><th>恩沙替尼</th><th>布格替尼</th></tr>
<tr><td colspan="2">用药前检测注意事项</td><td colspan="2">用药前必须明确有经国家药品监督管理局批准的检测方法检测到的 ALK 阳性</td></tr>
<tr><td rowspan="4">用法用量</td><td>推荐剂量</td><td>225mg/ 次，每日 1 次</td><td>前 7 日 90mg/ 次，每日 1 次；然后增加剂量至 180mg/ 次，每日 1 次</td></tr>
<tr><td>给药方法</td><td>每日在同一时间口服</td><td>口服，应指导患者整片吞服，不应咀嚼、压碎、溶解或掰断药片</td></tr>
<tr><td>是否能与食物同服</td><td colspan="2">空腹或与食物同服均可</td></tr>
<tr><td>漏服及处理</td><td>如果漏服本品 1 次，且距下次服药时间间隔 12 小时以上，患者应补服漏服的剂量。若治疗期间发生呕吐，患者不应服用额外剂量，但应继续服用下次计划剂量</td><td>若漏服 1 剂或在服药后发生呕吐，不应补充漏服剂量，而应在下次服药时间服用规定剂量</td></tr>
<tr><td colspan="2">不良反应</td><td>用药期间主要不良反应为一过性药疹，主要表现为 1~2 级皮疹和瘙痒症，患者发生皮疹中位持续时间为 21.5 日。除皮疹外常见不良反应为 1~2 级 GPT/GOT 升高，以及 1~2 级胃肠道不适</td><td>本品常见的不良反应为腹泻、肌酸激酶升高、咳嗽、高血压、恶心等。用药期间应注意间质性肺炎 / 非感染性肺炎、肌酸激酶升高、高血压、心动过缓、视觉障碍、脂肪酶升高、淀粉酶升高、血糖升高等不良反应</td></tr>
</table>

续表

要点	恩沙替尼	布格替尼
剂量调整	若本品应用中出现 3~4 级不良反应，需要调整剂量可参考如下原则：本品起始剂量为 225mg/ 次，每日 1 次；首次减量调整为 200mg/ 次，每日 1 次；若仍不能耐受，再一次减量调整为 150mg/ 次，每日 1 次；若仍无法耐受 150mg/ 次，每日 1 次的剂量，应停用本品	根据患者个体的耐受性及安全性调整剂量，剂量调整方案如下： (1) 若 90mg/ 次，每日 1 次，口服，无法耐受，首次剂量调整为 60mg/ 次，每日 1 次，口服。 (2) 若增至 180mg/ 次，每日 1 次，口服，无法耐受，首次剂量调整为 120mg/ 次，每日 1 次，口服；若仍不能耐受，第 2 次减量为 90mg/ 次，每日 1 次，口服；若患者还是不能耐受，则第 3 次减量为 60mg/ 次，每日 1 次，口服。 (3) 因不良反应减少剂量后，不要随便增加剂量。如果患者不能耐受 60mg/ 次，每日 1 次的剂量，永久停用。 (4) 如果因不良反应以外的原因中断本品治疗 14 日或更长时间，则在增加至既往耐受剂量前，以 90mg/ 次，每日 1 次的剂量恢复治疗，持续 7 日

续表

要点	恩沙替尼	布格替尼
注意事项	—	注意该药物可能引起患者光敏反应，建议患者在使用布格替尼期间以及停止治疗后至少 5 日内限制日光暴露。建议患者在户外时戴帽子和穿防护服，并使用防紫外线 A/ 紫外线 B 的广谱防晒霜和唇膏（SPF≥30）帮助防止晒伤
药物相互作用	避免与 CYP3A4 强效诱导剂或抑制剂，以及 P-gp 抑制剂或诱导剂联合使用	应避免布格替尼与 CYP3A 强效或中效抑制剂和诱导剂联合使用，如必须联合使用，需对药物剂量进行调整。如果无法避免联合使用 CYP3A 强效抑制剂，则将本品每日剂量降低约 50%（即从 180mg 降至 90mg，90mg 降至 60mg）。如果无法避免联合使用 CYP3A 中效抑制剂，则将本品每日剂量降低约 40%（即从 180mg 降至 120mg，120mg 降至 90mg 或从 90mg 降至 60mg）。停用 CYP3A 强效或中效抑制剂后，恢复使用 CYP3A 抑制剂前耐受的本品剂量。如果无法避免联合使用 CYP3A 中效诱导剂，则在接受当前本品剂量（如耐受）治疗 7 日后，以 30mg/d 增量增加本品每日剂量，最多增至开始 CYP3A 中效诱导剂前耐受的本品剂量的 2 倍。停用 CYP3A 中效诱导剂后，恢复使用 CYP3A 中效诱导剂前耐受的本品剂量

表 2.3.3 伊鲁阿克、依奉阿克的合理用药要点

<table>
<tr><th colspan="2">要点</th><th>伊鲁阿克</th><th>依奉阿克</th></tr>
<tr><td colspan="2">用药前检测注意事项</td><td colspan="2">用药前必须明确有经国家药品监督管理局批准的检测方法检测到的 *ALK* 阳性</td></tr>
<tr><td rowspan="4">用法用量</td><td>推荐剂量</td><td>第 1~7 日 60mg/ 次，每日 1 次，若可以耐受，从第 8 日起 180mg/ 次</td><td>600mg，每日 2 次</td></tr>
<tr><td>给药方法</td><td>口服，每日的用药时间大致固定。应整片吞服，不要压碎、分割或咀嚼药片</td><td>口服</td></tr>
<tr><td>是否能与食物同服</td><td colspan="2">空腹或与食物同服</td></tr>
<tr><td>漏服及处理</td><td>患者如果漏服 1 次计划剂量的本品，应在 8 小时内补服该剂量，超过 8 小时不建议补服，请在规定时间服用下次计划剂量。患者如果服药后发生呕吐，请勿服用额外剂量，但应继续服用下次计划剂量</td><td>患者如果漏服 1 剂计划剂量的本品，应补服该剂量，除非距离下一次服药的时间间隔小于 6 小时。患者如果服药后发生呕吐，不应再次服用，而应按计划时间继续服用下一剂药物</td></tr>
</table>

续表

要点	伊鲁阿克	依奉阿克
不良反应	本品常见的不良反应为高胆固醇血症、高甘油三酯血症、高血压、恶心、皮疹、腹泻、呕吐、高尿酸血症、其他皮肤及皮下组织类疾病和肝功能异常	最常见的不良反应为胃肠系统疾病，患者在使用前无须使用预防性止吐药。建议发生3级及以上胃肠道不良反应的患者及时就医，并在医生的指导下接受标准监测和止泻、止吐及补液等支持治疗。发生严重和/或腹泻的患者，应基于严重程度，对本品进行剂量调整
剂量调整	根据患者耐受性逐步降低本品的剂量。如果患者不能耐受180mg/次，每日1次，则首次减量：120mg/次，每日1次。第二次减量：90mg/次，每日1次。如果患者不能耐受90mg/次，每日1次的给药剂量或在服药初期不能耐受60mg/次，每日1次的给药剂量，应永久停止本品治疗	治疗过程中若出现不良事件，可能需要暂时中断给药，降低剂量或者停止本品的治疗，同时应根据患者耐受性，以每次减量100mg的方式逐步降低本品的剂量。如果患者不能耐受400mg每日2次的给药剂量，则应该永久停止本品的治疗。暂停本品治疗6周后，毒性仍未能缓解的患者，则应永久停用本品的治疗

续表

<table>
<tr><th>要点</th><th>伊鲁阿克</th><th>依奉阿克</th></tr>
<tr><td rowspan="2">特殊人群用药</td><td colspan="2">(1) 儿童:尚未对本品用于儿童和青少年(<18 岁)的安全性和有效性进行研究。
(2) 老年人:年龄≥65 岁的患者接受本品治疗无须调整剂量。
(3) 肝功能损害患者:轻度肝功能损害患者无须进行剂量调整;中重度肝功能损害患者使用本品的安全性和有效性尚不明确,建议在医师指导下谨慎使用本品。
(4) 肾功能损害患者:轻度肾功能损害患者无须进行剂量调整;中重度肾功能损害患者使用本品的安全性和有效性尚不明确;中重度或终末期肾功能损害的患者,建议在医师指导下谨慎使用本品</td></tr>
<tr><td>根据本品的作用机制及动物毒理试验研究结果,妊娠女性在服用本品时可能会对胎儿造成伤害</td><td>不建议在妊娠期间使用本品治疗</td></tr>
<tr><td>药物相互作用</td><td>CYP3A4 是介导伊鲁阿克代谢的主要药物代谢酶。本品与 CYP3A 强效诱导剂合并使用可能会导致伊鲁阿克血药浓度的降低。如患者在治疗前 2 周内或治疗期间服用 CYP3A 强效诱导剂(如利福平等),应对其进行密切观察。本品与 CYP3A 强效抑制剂合并使用可能会导致伊鲁阿克血药浓度的升高。治疗期间,应慎用对 CYP3A 具有强效抑制作用的药物(如伊曲康唑、克拉霉素和洛匹那韦等)。如果患者在治疗期间内合并服用了对 CYP3A 有强效抑制作用的药物,应密切观察</td><td>目前本品尚未进行正式的药物相互作用研究。体外试验表明,CYP3A 是参与本品代谢的主要代谢酶。应避免与以下药物联合:CYP3A 强效抑制剂和强效诱导剂,P-gp 抑制剂和诱导剂。本品对 OATP1B1 和 OATP1B3 存在浓度依赖性抑制</td></tr>
</table>

2.4　三代 ALK-TKI 的合理用药要点(表 2.4.1)

表 2.4.1　洛拉替尼的合理用药要点

要点		洛拉替尼
用药前检测注意事项		用药前必须明确有经国家药品监督管理局批准的检测方法检测到的 *ALK* 阳性
用法用量	推荐剂量	100mg/ 次,每日 1 次
	给药方法	口服;应整片吞服,不应咀嚼、压碎、溶解或掰断药片。若药片出现破损、裂纹或其他不完整的情况,请勿服用。每日在大致相同的时间服用本品
	是否能与食物同服	可与食物同服或不同服
	漏服及处理	如果错过了某次剂量,可以补服漏服的剂量,除非距下次给药时间在 4 小时以内。不要一次服用两次剂量药物以补服漏服的剂量。如果在服用本品后发生了呕吐,不要服用追加剂量,应在下一次给药时间继续服用推荐剂量
剂量调整		如出现不良事件,应根据患者耐受性,以每次减量 25mg 的方式逐步降低剂量。 (1) 第 1 次降低剂量:75mg/ 次,每日 1 次,口服。 (2) 第 2 次降低剂量:50mg/ 次,每日 1 次,口服。 (3) 对于仍不能耐受的患者,应永久停用

续表

要点	洛拉替尼
注意事项	(1) B7461006 研究显示,所有等级的高甘油三酯血症和高胆固醇血症的发生率,分别为 95% 和 91%;其中 3 级或 4 级高甘油三酯血症和高胆固醇血症的发生率,分别为 22% 和 19%。在开始服用本品之前,以及在开始服用本品之后第 1 和第 2 个月监测血清胆固醇和甘油三酯,并在此后定期监测。调血脂药的选择应避免 CYP450 代谢途径的他汀类药物。他汀类药物首选瑞舒伐他汀,其次为匹伐他汀或普伐他汀。对第 1 次出现的血脂升高,可以暂停后以相同剂量恢复给药;发生 4 级高甘油三酯血症和 / 或高胆固醇血症的患者应暂停服用本品,直到高甘油三酯血症和 / 或高胆固醇血症恢复至 2 级或以下,以相同剂量继续服用本品。根据严重程度,对复发的情况,以相同剂量或降低一个剂量水平继续给药。 (2) 服用本品可能会对中枢神经系统产生影响,1 级、2 级和 3 级认知影响的发生率分别为 13%、6% 和 2%;1 级、2 级和 3 级情绪影响的发生率分别为 9%、5% 和 1%。无 4 级或 5 级中枢神经系统事件发生。可根据严重程度暂停用药并以相同剂量或降低一个剂量水平恢复给药,或永久停用。建议请精神科专科会诊协助治疗。 (3) 在接受本品给药的患者中可能会发生房室传导阻滞、重度或危及生命的肺部不良反应、高血压及高血糖等不良反应,用药期间需定期监测相关指标,必要时调整药物剂量或停药
药物相互作用	禁止与 CYP3A 强效诱导剂联合使用,因为联合使用可能发生严重肝脏毒性。避免本品与 CYP3A 中效诱导剂、CYP3A 强效抑制剂联合使用。使用期间避免食用西柚、杨桃、橘子等水果
特殊情况下的药物合理使用专家共识	基于一项发表于 *Lancet Oncology* 的全球 Ⅰ ~ Ⅱ 期临床研究结果,NCCN 指南推荐洛拉替尼用于 ROS1-TKI(克唑替尼、塞瑞替尼、恩曲替尼或瑞普替尼)进展后的 *ROS1* 阳性晚期 NSCLC 患者的治疗

3 ROS1-TKI

3.1 ROS1-TKI 的制剂、规格和适应证（表 3.1.1）

表 3.1.1 ROS1-TKI 的制剂、规格和适应证

药物名称	制剂	规格	推荐剂量	适应证
克唑替尼	胶囊	200mg、250mg	250mg/次，每日 2 次	*ROS1* 阳性局部晚期或转移性 NSCLC 成人患者
恩曲替尼		100mg、200mg	600mg/次，每日 1 次	
安奈克替尼		0.1g、0.125g	300mg/次，每日 2 次	
瑞普替尼		40mg	160mg，每日 1 次，持续 14 日，然后增加至 160mg，每日 2 次	

注：未特殊标注的均为单药治疗。

3.2 ROS1-TKI 的合理用药要点(表 3.2.1~ 表 3.2.2)

表 3.2.1 克唑替尼、恩曲替尼的合理用药要点

<table>
<tr><th colspan="2">要点</th><th>克唑替尼</th><th>恩曲替尼</th></tr>
<tr><td colspan="2">用药前检测注意事项</td><td colspan="2">患者用药前必须明确有经验证的检测方法检测到的 ROS1 阳性</td></tr>
<tr><td rowspan="4">用法用量</td><td>推荐剂量</td><td rowspan="5">参见一代 ALK-TKI 的合理用药要点</td><td>600mg/ 次,每日 1 次</td></tr>
<tr><td>给药方法</td><td>口服,胶囊应整粒吞服,请勿压碎或咀嚼胶囊</td></tr>
<tr><td>是否能与食物同服</td><td>可与食物同服或不同服,但不应与葡萄柚或葡萄柚汁同服</td></tr>
<tr><td>漏服及处理</td><td>如果漏服,可补服,除非距离下次服药不足 12 小时。如患者服用恩曲替尼后立即呕吐,可再次服药</td></tr>
<tr><td colspan="2">剂量调整</td><td>管理不良事件时,可能需要暂停用药,降低剂量或永久停用。
(1) 起始剂量为 250mg/m^2 或 300mg/m^2,每日 1 次:首次减量将每日 1 次剂量减至起始剂量的三分之二;第二次减量将每日 1 次剂量减至起始剂量的三分之一。
(2) 起始剂量为 200mg,每日 1 次:首次减量到 150mg/ 次,每日 1 次;第 2 次减量到 100mg/ 次,每日 1 次。
(3) 起始剂量为 300mg,每日 1 次:首次减量到 200mg/ 次,每日 1 次;第 2 次减量到 100mg/ 次,每日 1 次。</td></tr>
</table>

续表

要点	克唑替尼	恩曲替尼
剂量调整	参见一代 ALK-TKI 的合理用药要点	（4）起始剂量为 400mg，每日 1 次：首次减量到 300mg/ 次，每日 1 次；第 2 次减量到 200mg/ 次，每日 1 次。 （5）起始剂量为 600mg，每日 1 次：首次减量到 400mg/ 次，每日 1 次；第 2 次减量到 200mg/ 次，每日 1 次。 （6）在两次减量之后无法耐受的患者应永久终止恩曲替尼治疗
注意事项	参见一代 ALK-TKI 的合理用药要点	驾驶和操纵机械的能力：恩曲替尼可能影响驾驶和操纵器械的能力。应告知患者，在恩曲替尼治疗期间出现认知不良反应、晕厥、视物模糊或头晕时避免驾驶或操纵机械，直至症状消退
特殊人群用药	参见一代 ALK-TKI 的合理用药要点	年龄≥65 岁的患者无须调整恩曲替尼剂量。轻中度肾功能不全患者无须调整剂量。尚未在重度肾功能不全患者中研究恩曲替尼的安全性与有效性。然而，由于恩曲替尼的肾脏消除率可忽略不计，重度肾功能不全患者无须调整剂量。尚不清楚在推荐剂量下中度肝功能不全［总胆红素 >（1.5~3.0）× ULN 且谷草转氨酶水平不限］或重度肝功能不全（总胆红素 >3.0 × ULN 且谷草转氨酶水平不限）对安全性的影响。在确定是否对中度至重度肝功能不全患者给予本品之前，应考虑恩曲替尼的风险获益特征。肝功能不全患者发生恩曲替尼不良反应的风险可能增加，从而应更频繁地监测其不良反应

续表

要点	克唑替尼	恩曲替尼
药物相互作用	参见一代 ALK-TKI 的合理用药要点	(1) CYP3A 强效或中效抑制剂合并用药:应避免与强效或中效 CYP3A 抑制剂合并使用。如果无法避免合并使用强效或中效 CYP3A 抑制剂,则应降低恩曲替尼剂量,并将合并用药时间限制在 14 日或更短。在停止合并使用的强效或中效 CYP3A 抑制剂后,可以恢复恩曲替尼至合并用药前的剂量。半衰期长的 CYP3A4 抑制剂可能需要洗脱期。 (2) CYP3A 诱导剂合并用药:使用本品时应避免合并使用 CYP3A 诱导剂

表 3.2.2　安奈克替尼、瑞普替尼的合理用药要点

<table>
<tr><th colspan="2">要点</th><th>安奈克替尼</th><th>瑞普替尼</th></tr>
<tr><td colspan="2">用药前检测注意事项</td><td colspan="2">患者用药前必须明确有经验证的检测方法检测到的 *ROS1* 阳性</td></tr>
<tr><td rowspan="4">用法用量</td><td>推荐剂量</td><td>300mg/ 次，每日 2 次</td><td>160mg，每日 1 次，持续 14 日，然后增加至 160mg，每日 2 次</td></tr>
<tr><td>给药方法</td><td>口服，胶囊应整粒吞服</td><td>口服，每日在大致相同时间服用，建议患者整粒吞服；吞咽前，请勿掰开、咀嚼、压碎或溶解胶囊。请勿服用任何破损、破裂或损坏的瑞普替尼胶囊</td></tr>
<tr><td>是否能与食物同服</td><td>空腹或餐后口服</td><td>与食物同服或不同服</td></tr>
<tr><td>漏服及处理</td><td>用药期间若漏服 1 剂富马酸安奈克替尼胶囊，则补服漏服剂量的药物，除非距下次服药时间短于 6 小时。如果在服药后呕吐，则在正常时间服用下一剂药物</td><td>如果漏服或在服用本品后的任何时间内发生了呕吐，请勿补服药物，并在下一次给药时间按处方服用后续剂量</td></tr>
</table>

续表

要点	安奈克替尼	瑞普替尼
剂量调整	(1) 剂量调整原则：根据患者个体的安全性和耐受性，可暂停用药或减量。推荐根据NCI CTCAE(5.0版)按如下减少剂量方法进行调整：第1次减少剂量，口服，250mg，每日2次；第2次减少剂量，口服，200mg，每日2次；如果口服200mg每日2次仍无法耐受，则永久停服富马酸安奈克替尼胶囊。 (2) 出现不良反应后的调整：最常见的不良反应为胃肠系统疾病，患者在使用前无须使用预防性止吐药。建议发生3级及以上胃肠道不良反应的患者及时就医，并在医生的指导下接受标准监测和止泻、止吐及补液等支持治疗。发生严重腹泻的患者，应基于严重程度，对本品进行剂量调整	针对不良反应的管理，推荐的剂量降低方案如下。 (1) 初始剂量160mg，每日1次：第1次调整剂量，120mg，每日1次；第2次调整剂量，80mg，每日1次。 (2) 初始剂量160mg，每日2次：第1次调整剂量，120mg，每日2次；第2次调整剂量，80mg，每日2次

续表

要点	安奈克替尼	瑞普替尼
注意事项	本品对驾驶和操作机械的能力具有轻微影响。在服用本品期间，驾驶或操作机械时应谨慎，因为患者可能会出现有症状的心动过缓（如头晕、低血压）或视觉障碍或疲劳等	接受瑞普替尼治疗的患者已报告了各种中枢神经系统不良反应，包括头晕、共济失调和认知障碍。建议告知患者和护理人员以上风险，因为它可能会影响驾驶和使用机械的能力。若患者出现中枢神经系统不良反应，建议暂不要驾驶或使用机械
特殊人群用药	肝功能不全患者：目前尚无本品对肝功能不全患者的研究数据。轻中度肝功能不全患者须在医师指导下慎用本品，重度肝功能不全患者禁用。 肾功能不全患者：目前尚无本品对肾功能不全患者的研究数据。轻中度肾功能不全患者须在医师指导下慎用本品，重度肾功能不全患者禁用。 儿童：尚未对本品用于儿童和青少年（<18岁）的安全性和有效性进行研究。 老年人：年龄≥65岁的患者接受本品治疗无须调整剂量。 妊娠女性：不建议在妊娠期间使用本品治疗	应告知育龄期女性患者在接受本品治疗期间避免妊娠。尚无妊娠女性使用瑞普替尼的可用数据。尚未确定瑞普替尼在18岁以下*ROS1*阳性NSCLC儿童患者中的安全性和有效性。65岁以下患者和65岁或以上患者之间的安全性和有效性未见有临床意义的差异。对于轻度或中度肾功能损害（肌酐清除率30~90ml/min）患者，不建议调整剂量。对于轻度肝功能损害［总胆红素>(1~1.5)×ULN或GOT>ULN］患者，不建议调整剂量

续表

要点	安奈克替尼	瑞普替尼
药物相互作用	安奈克替尼对 CYP1A2、CYP2B6、CYP2C8、CYP2C9、CYP2D6 基本无抑制作用，对 CYP2C19、CYP3A4（咪达唑仑 1- 羟化反应）和 CYP3A4（睾酮 6β- 羟化反应）存在较弱的抑制作用。对 CYP1A2、CYP2B6 和 CYP3A4 没有诱导作用。其他药物对本品的影响：与 CYP3A 强效诱导剂合用会导致克唑替尼（安奈克替尼是通过吡啶环的结构修饰而衍生的克唑替尼衍生物）血浆浓度降低，这可能会减弱本品的疗效。本品对其他药物的影响：CYP3A 底物与本品合用会导致 CYP3A 底物的血浆浓度升高，这可能会增加这些底物的不良反应风险	强效和中效 CYP3A 抑制剂：避免与强效或中效 CYP3A 抑制剂共同给药。瑞普替尼与强效或中效 CYP3A 抑制剂合并用药可能会导致瑞普替尼暴露量增加，这可能会增加瑞普替尼不良反应的发生率和严重程度。停用 CYP3A 抑制剂长达该 CYP3A 抑制剂的 3~5 个半衰期后，可开始服用瑞普替尼。强效和中效 CYP3A 诱导剂：避免与强效或中效 CYP3A 诱导剂共同给药。瑞普替尼与强效或中效 CYP3A 诱导剂合并用药可能会降低瑞普替尼血浆浓度，这可能会降低瑞普替尼的有效性

4 RET-TKI(表 4.0.1)

表 4.0.1 RET-TKI 的制剂、规格和适应证及合理用药要点

要点		普拉替尼	塞普替尼
制剂与规格		胶囊:100mg	胶囊:40mg(灰色)、80mg(蓝色)
适应证		*RET* 基因融合阳性的局部晚期或转移性 NSCLC 成人患者的治疗	
用药前检测注意事项		用药前必须明确有经充分验证的检测方法检测到 *RET* 基因融合阳性	
用法用量	推荐剂量	400mg/ 次,每日 1 次	120mg/ 次(<50kg 体重);160mg/ 次(≥50kg 体重),每日 2 次(大约间隔 12 小时)
	给药方法	口服	口服
	是否能与食物同服	应在每日相同的时间且空腹状态服用,服用本品前至少 2 小时以及服用本品后至少 1 小时请勿进食	除与质子泵抑制剂(PPI)联合用药时,本品与食物同服或不同服均可;与 PPI 联用时,见“药物相互作用”
	漏服及处理	如果漏服本品,应在当日尽快补服。在第二日重新恢复本品的常规日剂量服药计划。若在服用本品后发生呕吐请勿补服额外剂量,但可按计划继续服用下个剂量	如有漏服,且距下一次计划服药时间大于 6 小时,应补服错过的剂量。如服用后出现呕吐,不可补服额外剂量,应按计划继续服用下个剂量

续表

要点	普拉替尼	塞普替尼
不良反应	最常见的不良反应（发生率≥25%）为便秘、高血压、疲乏、骨骼肌肉疼痛和腹泻。最常见的 3~4 级实验室检查结果异常（发生率≥2%）为淋巴细胞减少症、中性粒细胞减少症、血红蛋白降低、磷酸盐降低、钙降低（校正）、血钠降低、GOT 升高、GPT 升高、血小板减少症和碱性磷酸酶升高。应特别注意间质性肺炎 / 非感染性肺炎发生	最常见的不良反应为（包括实验室检查结果异常；≥25%）：水肿、腹泻、疲劳、口干、高血压、腹痛、便秘、皮疹、恶心和头痛。最常见 3~4 级不良反应包括（≥2%）：淋巴细胞减少、GPT 升高、GOT 升高、钠降低和钙降低。应特别注意 QTc 间期延长和超敏反应发生
剂量调整	如果出现不良反应，应根据患者的耐受性，以每次减量 100mg 的方式逐步降低本品的剂量：首次减量至 300mg/ 次，每日 1 次。第 2 次减量至 200mg/ 次，每日 1 次。第 3 次减量至 100mg/ 次，每日 1 次。如果患者不耐受 100mg/ 次，每日 1 次的给药剂量，应永久停用	如果出现不良反应，应根据患者耐受性减量。 （1）<50kg 体重：80mg/ 次，每日 2 次→ 40mg/ 次，每日 2 次→ 40mg/ 次，每日 1 次。 （2）≥50kg 体重：120mg/ 次，每日 2 次→ 80mg/ 次，每日 2 次→ 40mg/ 次，每日 2 次。 （3）如果患者不耐受 3 次剂量降低后的剂量，应永久停用

续表

要点	普拉替尼	塞普替尼
药物相互作用	避免与 P-gp 和 CYP3A 共同强效抑制剂及 CYP3A 抑制剂或诱导剂（如伏立康唑、苯妥英、卡马西平、利福平等）联合使用	避免与质子泵抑制剂、H_2 受体拮抗剂、CYP3A 强效抑制剂或局部作用的抗酸药联合使用。如无法避免联用，与质子泵抑制剂联用时应与食物同服；在 H_2 受体拮抗剂服药前 2 小时或服药后 10 小时服用；在局部作用抗酸药服药前 2 小时或服药后 2 小时服用；与 CYP3A 抑制剂联用建议降低 2 个剂量水平服用
特殊情况下的药物合理使用专家共识	—	FDA 批准塞普替尼用于在前线全身治疗中或之后发生进展，或没有令人满意的替代治疗方案的 *RET* 基因融合阳性的局部晚期或转移性实体瘤的成年患者的治疗。除 NSCLC 以外的其他实体瘤适应证目前在中国尚未获批，可在与患者充分沟通的情况下使用

注：未特殊标注的均为单药治疗。

5 MET-TKI

5.1 MET-TKI 的制剂、规格和适应证（表 5.1.1）

表 5.1.1 MET-TKI 的制剂、规格和适应证

药物名称	制剂	规格	推荐剂量	适应证
赛沃替尼	片剂	100mg、200mg	体重≥50kg 的患者，建议起始剂量为 600mg/ 次，每日 1 次；体重 <50kg 的患者，建议起始剂量为 400mg/ 次，每日 1 次	含铂化疗后疾病进展或不耐受标准含铂化疗的、具有 *MET* 外显子 14 跳跃突变的局部晚期或转移性 NSCLC 成人患者
谷美替尼		50mg	300mg/ 次，每日 1 次	携带 *MET* 外显子 14 跳跃突变的局部晚期或转移性 NSCLC 成人患者
伯瑞替尼	胶囊	25mg、100mg	200mg/ 次，每日 2 次	
特泊替尼	片剂	225mg	450mg，每日 1 次	
卡马替尼		150mg、200mg	400mg，每日 2 次	未经系统治疗的携带 *MET* 外显子 14 跳跃突变的局部晚期或转移性 NSCLC 成人患者

注：未特殊标注的均为单药治疗。

5.2　MET-TKI 的合理用药要点(表 5.2.1~表 5.2.3)

表 5.2.1　赛沃替尼、谷美替尼的合理用药要点

要点		赛沃替尼	谷美替尼
用药前检测注意事项		用药前必须明确有经充分验证的检测方法检测到的 *MET* 外显子 14 跳跃突变阳性。对于肺肉瘤样癌,更应注意检测 *MET* 外显子 14 跳跃突变	用药前必须明确有经充分验证的检测方法检测到的 *MET* 外显子 14 跳跃突变阳性
用法用量	推荐剂量	体重≥50kg 的患者,建议起始剂量为 600mg/ 次,每日 1 次;体重 <50kg 的患者,建议起始剂量为 400mg/ 次,每日 1 次	300mg/ 次,每日 1 次
	给药方法	口服	口服,建议每日大致同一时间服用,整片吞服,不要咀嚼或压碎
	是否能与食物同服	建议每日相同时段在餐后即刻服用本品	空腹服药(服药前至少 2 小时和用药后 1 小时内需禁食,在此期间允许喝水)
	漏服及处理	—	疗程中漏服的剂量不能补充。如果服药后发生呕吐而导致药量不足,无须补服,次日仍按规定剂量服用即可
不良反应		最常见药物不良反应(≥20%)为水肿、恶心、低白蛋白血症、呕吐、GOT 升高、GPT 升高、贫血、疲劳	最常见药物不良反应(≥20%)为水肿、食欲减退、头痛、低白蛋白血症、恶心、呕吐和血胆红素升高

续表

要点	赛沃替尼	谷美替尼
剂量调整	如出现不良反应，应根据患者耐受性减量。 （1）体重≥50kg：600mg/次，每日1次→400mg/次，每日1次→300mg/次，每日1次→200mg/次，每日1次。 （2）体重<50kg：400mg/次，每日1次→300mg/次，每日1次→200mg/次，每日1次	（1）使用过程中应密切监测不良反应，并根据需要进行暂停给药或减量以使患者能够耐受治疗。 （2）减量方案：第1次减量至250mg/次，每日1次，口服；第2次减量至200mg/次，每日1次，口服；第3次减量至150mg/次，每日1次，口服
注意事项	用药期间需注意肝毒性、发热、水肿以及超敏反应的发生。发生率≥10%的不良反应为恶心、水肿、疲乏/乏力、呕吐、食欲减退、低白蛋白血症、贫血、发热、腹泻，以及GOT升高和GPT升高	用药期间应定期进行肝功能监测，注意心电图QTc间期延长以及间质性肺炎的发生
特殊人群用药	育龄人群：必须告知育龄女性本品可能伤害胎儿。育龄女性服用本品前需做妊娠检查以排除妊娠。育龄女性需在治疗期间和治疗后1个月内确保有效避孕。男性患者需在治疗期间和治疗后6个月内确保有效避孕	对于有生育能力的女性，建议在接受本品治疗前接受妊娠检查。对于有生育能力的女性或有生育能力女性的男性伴侣，建议在接受本品治疗期间和末次给药后1周内采取有效的避孕措施

续表

要点	赛沃替尼	谷美替尼
特殊人群用药	(1) 轻度肝功能不全的患者服用本品无须调整起始剂量。中重度肝功能不全患者应在医生指导下谨慎服用本品，并严密监测其肝功能。 (2) 轻中度肾功能不全的患者服用本品无须调整起始剂量。重度肾功能不全患者应在医生指导下谨慎服用本品，并严密监测其肾功能	
药物相互作用	应避免和 CYP3A4 强效诱导剂（如苯妥英、利福平和卡马西平）同时使用，应谨慎或尽可能避免与 CYP3A4 中效诱导剂（如波生坦、依非韦伦、依曲韦林和莫达非尼）联合使用。对于贯叶连翘及其提取物应在本品服用前 3 周禁服。应慎用二甲双胍，并监测由二甲双胍暴露量增加可能带来的风险	谷美替尼对多药及毒素外排转运蛋白（MATE1，MATE2-K）有一定抑制作用（IC_{50} 值分别为 1.48μmol/L 和 1.85μmol/L），提示谷美替尼临床相关浓度可抑制 MATE1 与 MATE2-K，合用时可能会增加 MATE1 和 MATE2-K 底物的暴露量，从而可能增加这些底物的不良反应，避免谷美替尼与 MATE1 和 MATE2-K 底物类药物合用；如果合用无法避免，而底物最小的浓度变化可能会导致严重不良反应，请根据批准的处方信息降低 MATE1 或 MATE2-K 底物类药物的剂量，并监测与谷美替尼合用可能导致这类药物暴露量的增加所带来的安全性风险

表 5.2.2 伯瑞替尼、特泊替尼的合理用药要点

<table>
<tr><th colspan="2">要点</th><th>伯瑞替尼</th><th>特泊替尼</th></tr>
<tr><td colspan="2">用药前检测注意事项</td><td colspan="2">用药前必须明确有经充分验证的检测方法检测到 *MET* 外显子 14 跳跃突变阳性</td></tr>
<tr><td rowspan="4">用法用量</td><td>推荐剂量</td><td>200mg/ 次，每日 2 次（早晚各 1 次）</td><td>450mg，每日 1 次</td></tr>
<tr><td>给药方法</td><td>口服，建议每日大致同一时间服用，整粒吞服，不要咀嚼或压碎</td><td>（1）每日在大致相同的时间服用本品，应整片吞服。请勿咀嚼、压碎或掰开片剂。
（2）对于吞咽困难患者可将药片分散到水中饮用，或以鼻胃管送服</td></tr>
<tr><td>是否能与食物同服</td><td>建议在空腹状态下（服药前至少 2 小时和用药后半小时内需禁食，此期间允许喝水）服用本品</td><td>与食物同服</td></tr>
<tr><td>漏服及处理</td><td>疗程中漏服的剂量无须补充。如果发生呕吐将药物吐出，则无须补服药物，按计划直接下一次服用</td><td>如果距离下一次服药不足 8 小时，建议患者不要补服漏服剂量。如果在服用 1 剂本品后发生呕吐，建议患者在计划时间进行下一次服药</td></tr>
<tr><td colspan="2">不良反应</td><td>最常见药物不良反应（≥20%）为外周水肿和血白蛋白降低</td><td>最常见药物不良反应（发生率≥20%）为外周水肿、低白蛋白血症、恶心、肌酐升高、腹泻。最常见≥3 级药物不良反应（发生率≥5%）为外周水肿、白蛋白降低、脂肪酶升高、淀粉酶升高</td></tr>
</table>

续表

要点	伯瑞替尼	特泊替尼
剂量调整	根据患者个体的安全性和耐受性调整用药剂量，伯瑞替尼剂量调整建议为：200mg/ 次，每日 2 次→ 150mg/ 次，每日 2 次→ 100mg/ 次，每日 2 次	根据患者个体的安全性和耐受性调整用药剂量，为管理不良反应，推荐的特泊替尼减量方法为：将剂量水平下调至 225mg 口服给药，每日 1 次。对于无法耐受 225mg 每日 1 次口服给药的患者，应永久停用本品
特殊人群用药	轻度肝功能不全的患者服用本品无须调整起始剂量。目前尚无中度和重度肝功能不全患者的研究数据，因此中重度肝功能不全患者应在医生指导下慎用本品，并严密监测其肝功能。轻度和中度肾功能不全患者服用本品无须调整起始剂量。目前尚无重度肾功能不全患者的研究数据，重度肾功能不全患者应在医生指导下谨慎服用本品，并严密监测其肾功能。老年患者用药无须调整起始剂量	对于轻度或中度肾功能不全患者，不建议调整剂量。对于轻度或中度肝功能不全患者，不建议调整剂量。尚未确定在重度肾功能不全患者和重度肝功能不全患者中的推荐剂量。年龄在 65 岁及以上的患者无须进行剂量调整
药物相互作用	建议应避免本品和 CYP3A4 的强效抑制剂（如伊曲康唑）或 CYP3A4 的强效诱导剂（如苯妥英、利福平和卡马西平）同时使用。避免伯瑞替尼与 MATE2-K 底物类药物合用，如果合用无法避免，请根据批准的处方信息降低 MATE2-K 底物类药物的剂量，并监测与伯瑞替尼合用可能导致这类药物暴露量的增加所带来的安全性风险	特泊替尼与强效 CYP3A 抑制剂和 P-gp 抑制剂在健康受试者中合并使用时有较弱的相互作用，观察到的特泊替尼全身暴露量变化不具有临床意义。因此，预计 CYP3A 和 P-gp 抑制剂不会影响特泊替尼暴露量。特泊替尼与强效 CYP3A 和 P-gp 诱导剂在健康受试者中合并使用观察到暴露量的下降不具有临床意义

表 5.2.3 卡马替尼的合理用药要点

要点		卡马替尼
用药前检测注意事项		用药前必须明确有经充分验证的检测方法检测到 *MET* 外显子 14 跳跃突变阳性
用法用量	推荐剂量	400mg,每日 2 次
	给药方法	口服,片剂应整片吞服,不应折断、压碎或咀嚼药片
	是否能与食物同服	可与或不与食物同服
	漏服及处理	如果漏服或呕吐 1 剂本品,患者不应补服该剂量,按计划时间进行下一次服药即可
不良反应		最常见的药物不良反应(发生率≥20%,所有级别)为外周水肿、恶心、疲乏、呕吐、血肌酐升高、呼吸困难和食欲减退。最常见的 3~4 级药物不良反应(发生率≥5%)为外周水肿、疲乏、呼吸困难、GPT 升高和脂肪酶升高
剂量调整		根据患者个体的安全性和耐受性调整用药剂量,卡马替尼剂量调整建议为:400mg,每日 2 次→300mg,每日 2 次→200mg,每日 2 次
特殊人群用药		轻度、中度至重度肝功能损害患者无须调整剂量。轻度或中度肾功能损害患者无须调整剂量。尚无重度肾功能损害患者的研究数据,重度肾功能不全患者应谨慎使用,老年患者(65 岁以上)无须调整剂量
药物相互作用		本品与 CYP3A 强效抑制剂联合用药期间,应密切监测患者的药物不良反应。应避免与 CYP3A 强效诱导剂联合用药,与 CYP3A 中效诱导剂联合用药时应谨慎。如果无法避免本品与 CYP1A2 底物联合用药,应根据批准的处方信息降低 CYP1A2 底物的剂量。如果无法避免本品与 P-gp 或 BCRP 底物联合用药,则根据批准的处方信息降低 P-gp 或 BCRP 底物的剂量

6 BRAF-TKI(表 6.0.1)

表 6.0.1 BRAF-TKI 的制剂、规格和适应证及合理用药要点

要点		达拉非尼	曲美替尼
制剂与规格		胶囊:50mg、75mg	片剂:0.5mg、2mg
适应证		本品联合曲美替尼适用于治疗 *BRAF* V600 突变阳性转移性 NSCLC 患者	本品联合达拉非尼适用于治疗 *BRAF* V600 突变阳性转移性 NSCLC 患者
用药前检测注意事项		用药前必须明确有经国家药品监督管理局批准的检测方法检测到的 *BRAF* V600 突变阳性	
用法用量	推荐剂量	150mg/ 次,每日 2 次	2mg/ 次,每日 1 次
	给药方法	口服(需联合曲美替尼治疗)	口服(需联合达拉非尼治疗)
	是否能与食物同服	应在餐前 1 小时前或餐后至少 2 小时服用,应在每日相同时间服用本品	
	漏服及处理	如果错过 1 剂本品,且距下一次服药时间不足 6 小时,则不应补服	如果错过 1 剂本品,须最晚在预定的下一次给药时间之前 12 小时补上。如果距离下次预定的给药时间不足 12 小时,则不应该补服

续表

<table>
<tr><th>要点</th><th>达拉非尼</th><th>曲美替尼</th></tr>
<tr><td>不良反应</td><td>用药期间应注意发热、疲乏、恶心、呕吐、腹泻、皮肤干燥、食欲减退、水肿、皮疹、寒战、出血、咳嗽和呼吸困难</td><td>用药期间应注意发热、疲乏、呕吐、腹泻、皮肤干燥、食欲减退、水肿、皮疹、寒战、出血、咳嗽和呼吸困难</td></tr>
<tr><td rowspan="2">剂量调整</td><td colspan="2">两种药物联合应用时，如果出现治疗相关的毒性，则两种药物应同时进行剂量减少、中断或停止</td></tr>
<tr><td>(1) 对于主要与达拉非尼相关的不良反应如葡萄膜炎、非皮肤恶性肿瘤，则只对达拉非尼调整剂量。
(2) 针对不良反应，推荐的达拉非尼减量方法：100mg/ 次，每日 2 次→ 75mg/ 次，每日 2 次→ 50mg/ 次，每日 2 次。
(3) 如果本品 50mg/ 次，每日 2 次，口服，患者仍不能耐受，应永久停用</td><td>(1) 对于主要与曲美替尼相关的不良反应如视网膜静脉阻塞（retinal vein obstruction，RVO）、视网膜色素上皮脱离、间质性肺炎 / 非感染性肺炎和单纯性静脉血栓栓塞，则只需对曲美替尼调整剂量。
(2) 针对不良反应，推荐的曲美替尼减量方法：1.5mg/ 次，每日 1 次 → 1mg/ 次，每日 1 次。
(3) 如果本品 1mg/ 次，每日 1 次，口服，仍不能耐受，永久停用</td></tr>
<tr><td rowspan="2">特殊人群用药</td><td colspan="2">轻度肝功能损害患者无须调整剂量，对于中重度肝功能损害患者应谨慎使用。轻中度肾功能损害患者无须调整剂量，对于重度肾功能损害患者应谨慎使用</td></tr>
<tr><td>老年人无须进行初始剂量调整</td><td>65 岁以上患者不需要调整初始剂量。但 65 岁以上患者可能需要较频繁进行剂量调整</td></tr>
</table>

续表

要点	达拉非尼	曲美替尼
药物相互作用	应避免与 CYP3A4/CYP2C8 强效诱导剂(如苯妥英、利福平和卡马西平、苯巴比妥或圣·约翰草)同时使用	谨慎联合使用 P-gp 强效抑制剂，如维拉帕米、环孢素、利托那韦、奎尼丁、伊曲康唑
特殊情况下的药物合理使用专家共识	FDA 批准达拉非尼联合曲美替尼治疗 *BRAF* V600E/K 突变的局部晚期或转移性甲状腺未分化癌治疗；FDA 还批准达拉非尼联合曲美替尼治疗在先前治疗后进展且没有令人满意替代治疗方案的不可切除或转移性实体瘤 *BRAF* V600E 突变的成人和 1 岁以上儿童患者；FDA 批准达拉非尼和曲美替尼联合用于治疗 1 岁及以上需要全身治疗的 *BRAF* V600E 突变的低级别胶质瘤(LGG)儿童患者。目前在中国未获批这些适应证，可在与患者充分沟通的情况下使用	

注：未特殊标注的均为单药治疗。

7 抗血管生成药物

7.1 抗血管生成药物的制剂、规格和适应证（表 7.1.1）

表 7.1.1 抗血管生成药物的制剂、规格和适应证

<table>
<tr><th>药物名称</th><th>制剂</th><th>规格</th><th>适应证</th></tr>
<tr><td>贝伐珠单抗</td><td rowspan="2">注射剂</td><td>100mg（4ml）/ 瓶、400mg（16ml）/ 瓶</td><td>（1）贝伐珠单抗联合以铂类为基础的化疗用于不可切除的晚期、转移性或复发性非鳞状 NSCLC 患者的一线治疗。
（2）贝伐珠单抗（目前中国只有一个贝伐珠单抗制剂获批该适应证，具体请参照 NMPA 审批）联合信迪利单抗、培美曲塞和顺铂，用于经 EGFR-TKI 治疗失败的 EGFR 基因突变阳性的局部晚期或转移性非鳞状 NSCLC 患者的治疗</td></tr>
<tr><td>重组人血管内皮抑制素</td><td>15mg（3ml）/ 瓶</td><td>本品联合长春瑞滨 / 顺铂化疗方案用于治疗初治或复治的Ⅲ~Ⅳ期 NSCLC 患者</td></tr>
<tr><td>安罗替尼</td><td>胶囊</td><td>8mg、10mg、12mg</td><td>（1）本品单药适用于既往至少接受过两种系统化疗后出现进展或复发的局部晚期或转移性 NSCLC 患者的治疗。对于存在 EGFR 基因突变或 ALK 阳性的患者，在开始本品治疗前应接受相应的靶向药物治疗后进展且至少接受过两种系统化疗后出现进展或复发。</td></tr>
</table>

续表

药物名称	制剂	规格	适应证
安罗替尼	胶囊	8mg、10mg、12mg	(2) 本品单药适用于既往至少接受过两种化疗方案治疗后进展或复发的小细胞肺癌患者的治疗。 (3) 本品联合贝莫苏拜单抗注射液、卡铂和依托泊苷用于广泛期小细胞肺癌(ES-SCLC)患者的一线治疗

注:未特殊标注的均为单药治疗。

7.2 贝伐珠单抗的合理用药要点(表 7.2.1)

表 7.2.1 贝伐珠单抗的合理用药要点

要点	贝伐珠单抗
不适用人群	贝伐珠单抗不适用于晚期肺鳞癌或有严重出血或近期曾有咯血、肿瘤侵犯大血管的患者
用法用量	贝伐珠单抗联合以铂类为基础的化疗最多 6 个周期,随后给予贝伐珠单抗单药维持治疗或与可用于维持治疗的化疗药物如培美曲塞联合维持治疗,直至疾病进展或出现不可耐受的毒性
	贝伐珠单抗推荐剂量为 15mg/kg,每 3 周 1 次。也可以使用 7.5mg/kg,每 3 周 1 次,静脉输注。输注时间 30~90 分钟(首次输注时间为 90 分钟,若耐受性好,第 2 次输注时间可缩短至 60 分钟,若患者对 60 分钟的输注仍具有较好的耐受性,后续可缩短至 30 分钟)
停药情况	出现以下情况,停止使用贝伐珠单抗。 (1) 严重胃肠道不良反应(胃肠道穿孔、胃肠道瘘形成、腹腔脓肿),内脏瘘形成。 (2) 需要干预治疗的伤口裂开以及伤口愈合并发症。 (3) 重度出血(如需要干预治疗)。 (4) 重度动脉血栓事件。 (5) 危及生命(4 级)的静脉血栓栓塞事件,包括肺栓塞。 (6) 高血压危象或高血压脑病。 (7) 可逆性后部白质脑病综合征。 (8) 肾病综合征

续表

要点	贝伐珠单抗
暂停用药情况	如果出现以下状况，需暂停使用贝伐珠单抗。 （1）择期手术前4~6周，手术后至少28日及伤口完全恢复之前。 （2）药物控制不良的重度高血压。 （3）中度到重度的蛋白尿需要进一步评估。 （4）重度输注相关反应
特殊情况下的药物合理使用专家共识	在欧盟，贝伐珠单抗联合厄洛替尼获批用于*EGFR*基因具有敏感突变的、不可手术切除的晚期、转移性或复发性非鳞状细胞NSCLC患者的一线治疗，目前国内尚未获批此适应证，可在与患者充分沟通的情况下使用

7.3 重组人血管内皮抑制素和安罗替尼的合理用药要点(表 7.3.1)

表 7.3.1 重组人血管内皮抑制素和安罗替尼的合理用药要点

要点	重组人血管内皮抑制素	安罗替尼
用法用量	重组人血管内皮抑制素与长春瑞滨/顺铂方案联合至4个周期,然后采用本品进行维持治疗。本品适用于初治或复治的Ⅲ~Ⅳ期 NSCLC 患者。与 NP 化疗方案联合给药时,本品在治疗周期的第1~14日,7.5mg/m²(1.2×10⁵U/m²),每日1次,匀速静脉滴注,连续给药14日,休息1周,再继续下一周期治疗。通常可进行2~4个周期的治疗。临用前将本品加入250~500ml 生理盐水中,滴注时间3~4小时。临床推荐在患者能耐受的情况下可适当延长本品的使用时间。临床实践中还可以采用210mg 持续静脉泵注72小时或120小时用法	推荐剂量为12mg/次,每日1次,早餐前口服,连续服药2周,停药1周,即3周为1个疗程
不良反应	重组人血管内皮抑制素主要相关不良事件发生率(基于Ⅳ期研究结果):心律失常(0.7%)、心功能下降(0.2%)、出血(0.4%)、过敏反应(0.2%)	基于安罗替尼已开展的35项临床试验总计2 574例晚期肿瘤患者的不良反应数据,覆盖了非小细胞肺癌、软组织肉瘤、小细胞肺癌、甲状腺髓样癌、胆管癌、子宫内膜癌等实体瘤患者。发生率>10%的不良反应有高血压、疲乏、手足综合征、高甘油三酯血症、蛋白尿、腹泻、食欲减退、血促甲状腺激素升高、高胆固醇血症、甲状腺功能减退症等

续表

要点	重组人血管内皮抑制素	安罗替尼
剂量调整或暂停用药情况	如果出现以下状况，需暂停使用重组人血管内皮抑制素：①出现相关心脏毒性反应时，如≥3级或≤2级且毒性反应持续存在；②≥3级皮肤过敏反应	（1）使用过程中要密切监测不良反应，并根据不良反应程度，在医师指导下调整剂量，第1次调整剂量为10mg/次，第2次调整剂量8mg/次，如8mg/次剂量仍无法耐受，则永久停用。 （2）剂量调整总原则： 不良反应级别[NCI CTCAE（5.0）]　剂量调整原则 1~2级　1）对于1级或2级非出血性不良反应，无须剂量调整。2）对于出现2级出血事件的患者应暂停给药，如两周内恢复至<2级，则下调一个剂量继续用药。如再次出血，应永久停用。 3~4级　1）对于3级或4级非出血性不良反应，应暂停给药，待不良反应恢复到<2级，下调一个剂量后继续给药；如2周后仍未恢复，应考虑永久停用；或根据医师判断考虑永久停用。2）对于3级或以上的出血事件，永久停用

续表

要点	重组人血管内皮抑制素	安罗替尼
注意事项	有严重心脏病或病史者慎用，本品临床使用过程中应定期检测心电图	(1) 使用安罗替尼前无须进行基因检测，但对于存在 *EGFR* 基因突变或 *ALK* 融合阳性的患者，在开始安罗替尼治疗前应接受相应的标准靶向药物治疗后进展且至少接受过两种系统化疗后出现进展或复发。 (2) 用药期间应密切关注高血压的发生，常规抗高血压药可有效控制患者血压，如血管紧张素转换酶抑制药、血管紧张素Ⅱ受体阻滞剂、β 受体拮抗剂、钙通道阻滞剂均为可选择的抗高血压药（鉴于药物相互作用，对血管紧张素转换酶抑制药不能控制的高血压可酌情选择钙通道阻滞剂）
特殊人群用药	过敏体质或对蛋白类生物制品有过敏史者慎用	(1) 中央型肺鳞癌或具有大咯血风险的患者、重度肝肾功能损害的患者禁用。 (2) 安罗替尼有增加发生出血事件和发生血栓 / 栓塞事件的风险，因此，具有出血风险、凝血功能异常的患者、具有血栓 / 卒中病史的患者以及服用抗凝血药及相关疾病的患者应慎用
药物相互作用	未系统研究过本品与其他药物的相互作用。在临床使用时，应注意勿与可能影响本品酸碱度的其他药物或溶液混合使用	避免与 CYP1A2 和 CYP3A4 强效诱导剂或抑制剂联合使用

8 依维莫司(表 8.0.1)

表 8.0.1 依维莫司的制剂、规格和适应证及合理用药要点

要点		依维莫司
制剂和规格		片剂:2.5mg、5mg、10mg
适应证		无法手术切除的、局部晚期或转移性的、分化良好的、进展期非功能性胃肠道或肺源神经内分泌瘤成人患者
用法用量	推荐剂量	10mg/次,每日1次
	给药方法	口服,在每日同一时间服用,用一杯水整片送服本品片剂,不应咀嚼、压碎或掰开药片。对于无法吞咽片剂的患者,用药前将本品片剂放入一杯水中(约30ml)轻轻搅拌至完全溶解(大约需要7分钟)后立即服用。用相同容量的水清洗水杯并将清洗液全部服用,以确保服用了完整剂量
	是否能与食物同服	可与食物同服或不与食物同时服用
用药持续时间		只要存在临床获益就应持续治疗,或使用至出现不能耐受的毒性反应时

续表

要点	依维莫司
不良反应	口腔炎包括口腔溃疡和口腔黏膜炎。在临床试验中，发生率为 44%~86%，4%~9% 的患者报告了 3~4 级口腔炎。口腔炎大部分在治疗的前 8 周内发生。如果发生口腔炎，建议使用局部治疗
注意事项	本品具有免疫抑制性，在开始本品治疗前应彻底治疗已经存在的侵入性真菌感染
	对本品有效成分、其他西罗莫司衍生物或本品中任何辅料过敏者禁用。在使用依维莫司和其他西罗莫司衍生物患者中已观察到的过敏反应表现包括但不限于呼吸困难、潮红、胸痛或血管神经性水肿（如伴或不伴呼吸功能不全的气道或舌肿胀）
特殊人群用药	在肾功能损害患者中没有进行本品的临床研究。预期肾功能损害不会影响药物暴露，在肾功能损害患者中不推荐调整依维莫司剂量。肝功能受损会使依维莫司暴露量增加。按如下方式进行给药调整：轻度肝功能受损，推荐剂量为 7.5mg/d；如果不能很好地耐受，可将剂量降至 5mg/d。中度肝功能受损，推荐剂量是 5mg/d；如果不能很好地耐受，可将剂量降至 2.5mg/d。重度肝功能受损，如果预期的获益高于风险，可以采用 2.5mg/d，但不得超过这一剂量。治疗过程中，如果患者的肝功能（Child-Pugh 分级）状态发生变化，应调整剂量
药物相互作用	避免联合使用 CYP3A4 强效诱导剂或抑制剂以及 P-gp 抑制剂。联合使用 CYP3A4 中效和 / 或 P-gp 抑制剂应将依维莫司剂量降低大约 50%

注：未特殊标注的均为单药治疗。

9 免疫抑制剂

9.1 免疫抑制剂的制剂、规格和适应证(表 9.1.1)

表 9.1.1 免疫抑制剂的制剂、规格和适应证

药物名称	制剂	规格	适应证
纳武利尤单抗	注射剂	40mg(4ml)/瓶、100mg(10ml)/瓶	(1) 本品单药适用于治疗 *EGFR* 基因突变阴性和 *ALK* 阴性、既往接受过含铂方案化疗后疾病进展或不可耐受的局部晚期或转移性 NSCLC 成人患者。 (2) 本品联合伊匹木单抗用于不可手术切除的、初治的非上皮样胸膜恶性间皮瘤成人患者。 (3) 本品联合含铂双药化疗适用于新辅助治疗可切除的(肿瘤直径≥4cm 或淋巴结阳性)NSCLC 成人患者
帕博利珠单抗		100mg(4ml)/瓶	(1) 帕博利珠单抗适用于由国家药品监督管理局批准的检测评估为 PD-L1 肿瘤比例分数≥1% 的 *EGFR* 基因突变阴性和 *ALK* 阴性的局部晚期或转移性 NSCLC 一线单药治疗。 (2) 帕博利珠单抗联合培美曲塞和铂类化疗药适用于 *EGFR* 基因突变阴性和 *ALK* 阴性的转移性非鳞状 NSCLC 的一线治疗。 (3) 帕博利珠单抗联合卡铂和紫杉醇适用于转移性鳞状 NSCLC 患者的一线治疗

续表

药物名称	制剂	规格	适应证
度伐利尤单抗	注射剂	120mg(2.4ml)/瓶、500mg(10ml)/瓶	(1) 度伐利尤单抗适用于在接受铂类药物为基础的化疗同步放疗后未出现疾病进展的不可切除、Ⅲ期 NSCLC 患者的治疗。 (2) 度伐利尤单抗联合依托泊苷和卡铂或顺铂，一线治疗 ES-SCLC 成人患者
阿替利珠单抗		1 200mg(20ml)/瓶	(1) 阿替利珠单抗与卡铂和依托泊苷联合使用于 ES-SCLC 患者的一线治疗。 (2) 阿替利珠单抗用于经国家药品监督管理局批准的检测方法评估为≥50% 肿瘤细胞 PD-L1 染色阳性(TC≥50%)或肿瘤浸润 PD-L1 阳性免疫细胞(IC)覆盖≥10% 的肿瘤面积(IC≥10%)的 *EGFR* 基因突变阴性和 *ALK* 阴性的转移性 NSCLC 一线单药治疗。 (3) 阿替利珠单抗联合培美曲塞和铂类化疗用于 *EGFR* 基因突变阴性和 *ALK* 阴性的转移性非鳞状细胞 NSCLC 患者的一线治疗。 (4) 阿替利珠单抗单药用于检测评估为≥1% 肿瘤细胞(TC)PD-L1 染色阳性、经手术切除、以铂类为基础化疗之后的Ⅱ~ⅢA 期 NSCLC 患者的辅助治疗

续表

药物名称	制剂	规格	适应证
卡瑞利珠单抗	粉针剂	200mg/瓶	（1）卡瑞利珠单抗联合培美曲塞和卡铂适用于 *EGFR* 基因突变阴性和 *ALK* 阴性的、不可手术切除的局部晚期或转移性非鳞状细胞 NSCLC 的一线治疗。 （2）卡瑞利珠单抗联合紫杉醇和卡铂用于局部晚期或转移性鳞状细胞 NSCLC 患者的一线治疗
替雷利珠单抗	注射剂	100mg（10ml）/瓶	（1）替雷利珠单抗联合紫杉醇和卡铂或白蛋白紫杉醇和卡铂用于局部晚期或转移性鳞状细胞 NSCLC 的一线治疗。 （2）替雷利珠单抗联合培美曲塞和铂类化疗用于 *EGFR* 基因突变阴性和 *ALK* 阴性、不可手术切除的局部晚期或转移性非鳞状细胞 NSCLC 的一线治疗。 （3）替雷利珠单抗单药适用于治疗 *EGFR* 基因突变阴性和 *ALK* 阴性、既往接受过含铂方案化疗后疾病进展或不可耐受的局部晚期或转移性非鳞状细胞 NSCLC 成人患者，以及 *EGFR* 和 *ALK* 阴性或未知的，既往接受过含铂方案化疗后疾病进展或不可耐受的局部晚期或转移性鳞状细胞 NSCLC 成人患者。 （4）替雷利珠单抗联合依托泊苷和铂类化疗用于 ES-SCLC 的一线治疗

续表

药物名称	制剂	规格	适应证
信迪利单抗	注射剂	100mg(10ml)/瓶	(1)信迪利单抗联合培美曲塞和铂类化疗,用于 *EGFR* 基因突变阴性和 *ALK* 阴性、不可手术切除的局部晚期或转移性非鳞状细胞 NSCLC 的一线治疗。 (2)信迪利单抗联合吉西他滨和铂类化疗,用于不可手术切除的局部晚期或转移性鳞状细胞 NSCLC 的一线治疗。 (3)信迪利单抗联合贝伐珠单抗(目前,在中国仅适用于一种贝伐珠单抗制剂,具体请参照 NMPA 审批)、培美曲塞和顺铂,用于经 EGFR-TKI 治疗失败的 *EGFR* 基因突变阳性的局部晚期或转移性非鳞状 NSCLC 患者的治疗
伊匹木单抗		50mg(10ml)/瓶	本品联合纳武利尤单抗用于不可手术切除的、初治的非上皮样胸膜恶性间皮瘤成人患者
舒格利单抗		600mg(20ml)/瓶	(1)舒格利单抗联合培美曲塞和卡铂用于 *EGFR* 基因突变阴性和 *ALK* 阴性的转移性非鳞状细胞 NSCLC 患者的一线治疗。舒格利单抗联合紫杉醇和卡铂用于转移性鳞状细胞 NSCLC 患者的一线治疗。 (2)舒格利单抗用于在接受铂类药物为基础的同步或序贯放化疗后未出现疾病进展的、不可切除的Ⅲ期 NSCLC 患者的治疗

续表

药物名称	制剂	规格	适应证
特瑞普利单抗	注射剂	80mg(2ml)/瓶、240mg(6ml)/瓶	(1)特瑞普利单抗联合培美曲塞和铂类用于 *EGFR* 基因突变阴性和 *ALK* 阴性、不可手术切除的局部晚期或转移性非鳞状 NSCLC 的一线治疗。 (2)特瑞普利单抗联合化疗围手术期治疗，继之本品单药作为辅助治疗，用于可切除ⅢA~ⅢB 期 NSCLC 的成人患者。 (3)特瑞普利单抗联合依托泊苷和铂类用于 ES-SCLC 的一线治疗
斯鲁利单抗	注射剂	100mg(10ml)/瓶	(1)本品联合卡铂和白蛋白紫杉醇适用于不可手术切除的局部晚期或转移性鳞状 NSCLC 的一线治疗。 (2)本品联合卡铂和依托泊苷适用于 ES-SCLC 的一线治疗
派安普利单抗	注射剂	100mg(10ml)/瓶	派安普利单抗联合紫杉醇和卡铂适用于局部晚期或转移性鳞状 NSCLC 的一线治疗
阿得贝利单抗	注射剂	600mg(12ml)/瓶	阿得贝利单抗与卡铂和依托泊苷联合用于 ES-SCLC 患者的一线治疗
贝莫苏拜单抗	注射液	600mg(20ml)/瓶	本品联合盐酸安罗替尼胶囊、卡铂和依托泊苷用于 ES-SCLC 患者的一线治疗

注：未特殊标注的均为单药治疗。

9.2 免疫抑制剂的合理用药要点(表 9.2.1~ 表 9.2.10)

表 9.2.1 纳武利尤单抗的合理用药要点

要点	纳武利尤单抗
用法用量	(1) 只要观察到临床获益,应继续纳武利尤单抗治疗,直至患者不能耐受。其间有可能观察到非典型反应。如果患者临床症状稳定或持续减轻,即使有疾病进展的初步证据,基于总体临床获益的判断,可考虑继续应用本品治疗,直至证实疾病进展。 (2) 纳武利尤单抗在中国基于 CheckMate 078 研究,单药使用获批的剂量是 3mg/kg 或 240mg/ 次固定剂量,每 2 周 1 次,30 分钟静脉输注。基于 CheckMate 816 研究,纳武利尤单抗新辅助治疗的推荐剂量为 360mg/ 次,每 3 周 1 次,30 分钟静脉输注,联合含铂双药化疗方案,同日给药,共 3 个周期。在欧美,基于 PPK 研究,纳武利尤单抗已经获批固定剂量,480mg/ 次,每 4 周 1 次或 240mg/ 次,每 2 周 1 次,30 分钟静脉输注。 (3) 与伊匹木单抗联合治疗胸膜恶性间皮瘤推荐剂量为 360mg/ 次,每 3 周 1 次,或 3mg/kg,每 2 周 1 次,静脉输注 30 分钟,联合伊匹木单抗 1mg/kg,每 6 周 1 次,静脉输注 30 分钟。对于没有疾病进展的患者,治疗持续最长至 24 个月。 (4) 本品可采用 10mg/ml 溶液直接输注,或稀释于 0.9% 氯化钠溶液或 5% 葡萄糖溶液中,浓度可低至 1mg/ml。总输注量一定不能超过 160ml。与伊匹木单抗联合使用时,应先输注本品,之后同一日输注伊匹木单抗。每次输注需使用单独的输注袋和过滤器,输注结束时冲洗输注管,请勿通过同一根输注管同时给予其他药物

续表

要点	纳武利尤单抗
剂量调整	(1) 根据个体患者的安全性和耐受性,可暂停给药或永久停用。不建议增加或减少剂量。 (2) 发生4级或复发性3级不良反应,虽然进行治疗调整但仍持续存在2级或3级不良反应,应永久停用纳武利尤单抗。 (3) 当本品与伊匹木单抗联合治疗时,若暂停任一药物,则应同时暂停另一药物。若在暂停后重新开始给药,则应根据个体患者的评估情况重新开始联合治疗或本品单药治疗。 (4) 对于疑似免疫相关性不良反应,应进行充分的评估以确认病因或排除其他病因。根据不良反应的严重程度,应暂停纳武利尤单抗治疗并给予糖皮质激素。若使用糖皮质激素免疫抑制疗法治疗不良反应,症状改善后,需至少1个月的时间逐渐减量至停药。快速减量可能引起不良反应恶化或复发。如果使用了糖皮质激素但仍恶化或无改善,则应增加非糖皮质激素性免疫抑制治疗。 (5) 如果出现任何重度、复发的免疫相关性不良反应以及任何危及生命的免疫相关性不良反应,必须永久停用纳武利尤单抗治疗
注意事项	纳武利尤单抗可引起免疫相关性不良反应。因为不良反应可能在纳武利尤单抗治疗期间或纳武利尤单抗治疗停止后的任何时间发生,应对患者进行持续监测(至少至末次给药后5个月)
特殊人群用药	(1) 老年患者(≥65岁)无须调整剂量。 (2) 轻中度肾功能损害患者无须调整剂量。重度肾功能损害患者的数据有限。轻中度肝功能损害患者无须调整剂量,没有对重度肝功能损害患者进行本品的相关研究,重度[总胆红素、GPT或GOT>3倍ULN肝功能损害患者必须慎用本品]。

续表

要点	纳武利尤单抗
特殊人群用药	(3) 纳武利尤单抗注射剂每毫升含 0.1mmol(或 2.5mg)钠,在对控制钠摄入的患者进行治疗时应考虑这一因素
药物相互作用	(1) 在患者接受免疫抑制剂量的糖皮质激素或其他免疫抑制治疗期间,不可重新使用纳武利尤单抗治疗。 (2) 纳武利尤单抗是一种人单克隆抗体,因单克隆抗体不经 CYP450 或其他药物代谢酶代谢,因此,联合使用的药物对这些酶的抑制或诱导作用预期不会影响纳武利尤单抗的药动学性质
特殊情况下的药物合理使用专家共识	美国 FDA 批准纳武利尤单抗联合伊匹木单抗用于一线治疗肿瘤 PD-L1 表达阳性(定义为表达 PD-L1 的肿瘤细胞≥1%)、*EGFR* 基因突变阴性和 *ALK* 阴性、晚期或转移性 NSCLC,目前国内尚未获批此适应证,可在与患者充分沟通的情况下使用。纳武利尤单抗用法为 3mg/kg,每 2 周 1 次;伊匹木单抗用法为 1mg/kg,每 6 周 1 次。此外,美国 FDA 和欧盟 EMA 还批准纳武利尤单抗联合伊匹木单抗和两周期含铂双药化疗用于一线治疗 *EGFR* 基因突变阴性和 *ALK* 阴性、晚期或转移性 NSCLC,目前国内尚未获批此适应证,可在与患者充分沟通的情况下使用。纳武利尤单抗用法为 360mg/ 次固定剂量,每 3 周 1 次;伊匹木单抗用法为 1mg/kg,每 6 周 1 次。美国 FDA 批准纳武利尤单抗联合含铂化疗每 3 周 1 次,共 3 个周期,用于新辅助阶段治疗肿瘤≥4cm 或淋巴结阳性的可手术 NSCLC 患者。目前国内尚未获批此适应证,可在与患者充分沟通的情况下使用。纳武利尤单抗用法为 360mg/ 次固定剂量,每 3 周 1 次

表 9.2.2　帕博利珠单抗的合理用药要点

要点	帕博利珠单抗
用法用量	(1) 帕博利珠单抗用于成人的推荐剂量为 200mg 每 3 周 1 次，或 400mg 每 6 周 1 次，静脉输注，每次持续至少 30 分钟，不得通过静脉推注或单次快速静脉注射给药。如果联合化疗给药，应首先给予帕博利珠单抗。 (2) 在没有进行配伍性研究的情况下，本品不得与其他医药产品混合。本品不应与其他医药产品经相同的静脉通道合并输注。 (3) 患者应使用帕博利珠单抗治疗至疾病进展或出现不可耐受的毒性。如果患者临床症状稳定，即使有疾病进展的初步证据，但基于总体临床获益的判断，可考虑继续应用本品治疗，直至证实疾病进展
不良反应	帕博利珠单抗最常发生免疫相关不良反应，其中大部分（包括重度反应）会在给予适当的药物治疗或停用帕博利珠单抗后缓解
剂量调整	(1) 根据个体患者的安全性和耐受性，可能需要暂停给药或永久停用，不建议增加或减少剂量。 (2) 对于疑似免疫相关性不良反应，应进行充分的评估以确认病因或排除其他病因。根据不良反应的严重程度，应暂时停用帕博利珠单抗，并使用糖皮质激素治疗。当免疫相关性不良反应改善至≤1 级时，需至少 1 个月的时间逐步减少糖皮质激素的用量直至停药。基于有限的临床研究数据，发生糖皮质激素无法控制的免疫相关性不良反应时可以考虑使用其他全身性免疫抑制剂。如果不良反应改善到≤1 级，且糖皮质激素剂量已降至≤10mg/d 醋酸泼尼松或等效剂量，则可在最后一次帕博利珠单抗给药后 12 周内重新开始帕博利珠单抗治疗。 (3) 如发生 4 级或复发性 3 级的免疫相关性不良反应，应永久停用帕博利珠单抗

续表

要点	帕博利珠单抗
特殊人群用药	帕博利珠单抗在儿童患者（<18 岁）中的安全性和有效性尚不明确；老年（≥65 岁）与年轻患者（<65 岁）在安全性或有效性上未出现总体的差异，无须进行剂量调整；轻度或中度肾功能不全患者无须剂量调整，目前尚未在重度肾功能不全患者中进行研究；轻度或中度肝功能受损患者无须剂量调整，目前尚未在重度肝功能不全患者中进行研究；育龄妇女在接受帕博利珠单抗治疗期间，以及最后一次帕博利珠单抗给药后至少 4 个月内应采取有效避孕措施；除非妊娠女性的临床疾病需要使用帕博利珠单抗进行治疗，妊娠期间不得使用帕博利珠单抗
药物相互作用	帕博利珠单抗尚未进行正式药动学药物相互作用研究。由于帕博利珠单抗通过分解代谢从血液循环中清除，预计不会发生代谢性药物 - 药物相互作用。在使用本品之前应避免使用全身性糖皮质激素或其他免疫抑制剂，因为这些药物可能会影响本品的药效学活性及疗效。但在本品开始给药后，可使用全身性糖皮质激素或其他免疫抑制剂治疗免疫介导性不良反应。当帕博利珠单抗与化疗联合使用时，糖皮质激素也可以作为治疗前用药来预防呕吐和 / 或缓解化疗相关不良反应
特殊情况下的药物合理使用专家共识	美国 FDA 批准帕博利珠单抗联合含铂双药化疗新辅助治疗可切除（肿瘤≥4cm 或淋巴结阳性）NSCLC，并继续使用帕博利珠单抗单药作为术后辅助治疗。美国 FDA 批准帕博利珠单抗单药用于ⅠB（T2a≥4cm）、Ⅱ或ⅢA 期 NSCLC 手术切除和含铂化疗后的辅助治疗。美国 FDA、欧盟 EMA 和日本 PMDA 批准帕博利珠单抗用于 PD-L1 表达阳性（TPS≥1%）且既往至少接受过 1 次含铂化疗后的晚期 NSCLC 的治疗。但目前国内尚未批准上述适应证，可在与患者充分沟通的情况下使用

表 9.2.3　度伐利尤单抗、阿替利珠单抗的合理用药要点

要点	度伐利尤单抗	阿替利珠单抗
用法用量	（1）不可切除的Ⅲ期 NSCLC：对于体重大于 30kg 的患者，度伐利尤单抗的推荐剂量是 10mg/kg，每 2 周 1 次或 1 500mg，每 4 周 1 次；对于体重在 30kg 或以下的患者，推荐剂量是 10mg/kg，每 2 周 1 次，静脉输注，每次输注需超过 60 分钟。 （2）ES-SCLC：1 500mg 度伐利尤单抗联合依托泊苷和卡铂或顺铂，每 3 周 1 次，持续 4 个周期，继之以 1 500mg 每 4 周 1 次作为单药治疗，静脉输注，每次输注需超过 60 分钟。体重在 30kg 或以下的患者必须接受基于体重的给药，即度伐利尤单抗 20mg/kg 联合化疗，每 3 周 1 次，持续 4 个周期，继之以 20mg/kg 每 4 周 1 次单药治疗，直至体重增加至大于 30kg	（1）阿替利珠单抗的用法是固定剂量 1 200mg/ 次，每 3 周 1 次，静脉输注，不得采用静脉推注或快速静脉输注的方式给药。不得与其他药物使用同一输注管给药。首次给药至少持续 60 分钟，若首次输注患者耐受性良好，后续输注时间可至少 30 分钟。与其他药品联合使用时，也应同时参考联合使用药品的完整处方信息。如在同一日给药，本品应在其联合使用药品之前先行给药。 （2）用于 ES-SCLC 时，诱导期联合卡铂和依托泊苷方案每 3 周 1 次，治疗 4 个周期后进入无化疗的维持期。用于 NSCLC 一线单药治疗，每 3 周 1 次。用于 NSCLC 一线联合化疗时，诱导期联合培美曲塞和铂类方案每 3 周 1 次，治疗 4 个或 6 个周期后进入阿替利珠单抗联合培美曲塞的维持期

续表

<table>
<tr><th>要点</th><th>度伐利尤单抗</th><th>阿替利珠单抗</th></tr>
<tr><td>用法用量</td><td>(1) 不可切除的Ⅲ期 NSCLC：直至疾病进展或出现不可耐受的毒性。最长使用不超过 12 个月。
(2) ES-SCLC：直至疾病进展或出现不可耐受的毒性</td><td>患者可接受阿替利珠单抗治疗直至无临床获益或出现不可耐受的毒性。如果患者临床症状稳定，即使有疾病进展的初步证据，但基于总体临床获益的判断，可考虑继续应用本品治疗。应对疾病进展后继续使用阿替利珠单抗治疗的患者开展密切监测，4~8 周内重复肿瘤疗效评估。对于早期 NSCLC 术后辅助阿替利珠单抗治疗，患者可接受本品治疗 1 年，直至疾病进展或出现不可耐受的毒性</td></tr>
<tr><td>剂量调整</td><td colspan="2">对于疑似免疫相关性不良反应，应进行充分的评估以确认病因或排除其他病因。根据免疫相关性不良反应的类型和严重程度，暂停给药或永久停用，不建议增加或减少剂量</td></tr>
<tr><td rowspan="2">特殊人群用药</td><td colspan="2">(1) 尚未确定在 18 岁以下儿童和青少年患者的安全性和有效性。
(2) 老年患者（≥65 岁）无须调整剂量</td></tr>
<tr><td>轻中度肝功能损害患者、轻中度肾功能损害患者，均无须调整剂量。在重度肝功能损害患者、重度肾功能损害患者中使用的安全性及有效性尚未建立，如经医师评估使用本品预期获益大于风险，需在医师指导下谨慎使用</td><td>轻中度肝功能损害患者、肾功能损害患者，无须调整剂量。在重度肝功能损害患者中使用的安全性及有效性尚未建立，如经医师评估使用本品预期获益大于风险，需在医师指导下谨慎使用</td></tr>
</table>

续表

要点	度伐利尤单抗	阿替利珠单抗
药物相互作用	（1）除了生理剂量的全身性糖皮质激素（醋酸泼尼松≤10mg/d 或等效药物）外，不建议在开始度伐利尤单抗治疗前使用全身性糖皮质激素或免疫抑制剂，因为其可能干扰度伐利尤单抗的药效学活性和疗效。但是，开始度伐利尤单抗治疗免疫相关不良反应后，可使用全身性糖皮质激素或其他免疫抑制剂。 （2）尚未正式实施度伐利尤单抗的药动学（PK）药物 - 药物相互作用研究。由于度伐利尤单抗的主要消除途径是通过单核吞噬细胞系统进行蛋白质分解代谢或靶点介导的分解代谢，因此预期不会发生代谢性药物 - 药物相互作用。在 CASPIAN 研究中评估了度伐利尤单抗与依托泊苷、卡铂或顺铂的 PK 药物 - 药物相互作用，并且显示与度伐利尤单抗联合治疗不会影响依托泊苷、卡铂或顺铂的 PK。另外，基于群体 PK 分析，联合依托泊苷、卡铂或顺铂未对度伐利尤单抗的 PK 产生有临床意义的影响	在使用本品之前应尽量避免使用全身性糖皮质激素或其他免疫抑制剂，因为这些药物可能会影响本品的药效学活性及疗效。但在本品开始给药后，可使用全身性糖皮质激素或其他免疫抑制剂治疗免疫相关性不良反应。在患者接受达到免疫抑制剂量的糖皮质激素或其他免疫抑制剂治疗期间，不建议重新使用阿替利珠单抗治疗

续表

要点	度伐利尤单抗	阿替利珠单抗
特殊情况下的药物合理使用专家共识	（1）基于全球Ⅲ期 AEGEAN 临床研究结果，美国 FDA、英国和瑞士均已批准度伐利尤单抗联合含铂化疗新辅助 + 度伐利尤单抗辅助用于可手术切除的Ⅱ~Ⅲ期无已知 *EGFR* 突变或 *ALK* 重排的 NSCLC 患者治疗。目前国内尚未获批此适应证，可在与患者充分沟通的情况下使用。 （2）基于全球Ⅲ期 ADRIATIC 临床研究结果，2024 版 ASCO 指南推荐对于局限期 SCLC 患者，在放化疗后可使用度伐利尤单抗巩固治疗	美国 FDA 批准阿替利珠单抗的适应证还包括：阿替利珠单抗联合白蛋白紫杉醇和卡铂用于 *EGFR/ALK* 阴性的晚期非鳞状细胞 NSCLC 一线治疗；联合贝伐珠单抗和紫杉醇和卡铂用于 *EGFR/ALK* 阴性的晚期非鳞状细胞 NSCLC 一线治疗；阿替利珠单抗单药用于晚期 NSCLC 含铂化疗进展后的二线治疗，若为 *EGFR/ALK* 阳性患者，在接受阿替利珠单抗之前，需经过 FDA 批准的针对 *EGFR/ALK* 阳性 NSCLC 的标准治疗后出现疾病进展；用于治疗成人和 2 岁及以上儿童、患有不可切除或转移性肺泡软组织肉瘤的患者。这些适应证目前国内尚未获批，可在与患者充分沟通的情况下，按照 FDA 批准的用法正确使用

表 9.2.4　卡瑞利珠单抗的合理用药要点

要点	卡瑞利珠单抗
用药前注意事项	(1) 对于非鳞状细胞 NSCLC，用药前必须明确诊断为 *EGFR* 突变阴性和 *ALK* 阴性。 (2) 应该按照相关疾病指南，治疗前作基线评估，治疗期间定期监测治疗反应及毒性
用法用量	(1) 本品推荐剂量为 200mg/ 次，每 3 周 1 次，静脉输注，每次持续 30~60 分钟，直至疾病进展或出现不可耐受的毒性。当卡瑞利珠单抗联合化疗给药时，应首先给予卡瑞利珠单抗静脉输注，间隔至少 30 分钟后再给予化疗。 (2) 有可能观察到非典型反应。如果患者临床症状稳定或持续减轻，即使影像学有疾病进展的初步证据，基于总体临床获益的判断，可考虑继续应用本品治疗，直至疾病进展或出现不可耐受的毒性
不良反应	反应性毛细血管增生症，大多发生在体表皮肤，少数可见于口腔黏膜、鼻腔黏膜以及眼睑结膜。必要时进行相应的医学检查，如大便潜血、内镜及影像学检查。分级标准和治疗建议详见附表 3
剂量调整	根据个体患者的安全性和耐受性，可能需要暂停给药或永久停用。不建议增加或减少剂量
注意事项	因可能干扰本品药效学活性，应避免在开始本品治疗前使用全身性糖皮质激素及其他免疫抑制剂。但是如果为了治疗免疫相关性不良反应，可在开始本品治疗后使用全身性糖皮质激素及其他免疫抑制剂

续表

要点	卡瑞利珠单抗
特殊人群用药	(1) 中重度肝功能损害患者、中重度肾功能损害患者不推荐使用。轻度肝功能损害患者、轻度肾功能损害患者应在医师指导下慎用本品，如需使用，无须调整剂量。 (2) 尚未确定本品在18岁以下儿童和青少年患者的安全性和有效性。 (3) 本品在老年患者(≥65岁)中应用数据有限，建议在医师的指导下慎用，如需使用，无须调整剂量。 (4) 不建议妊娠女性使用本品治疗
药物相互作用	卡瑞利珠单抗是一种人源化单克隆抗体，尚未进行与其他药物的药动学相互作用研究。因单克隆抗体不经CYP450或其他药物代谢酶代谢，因此联合使用的药物对这些酶的抑制或诱导作用预期不会影响卡瑞利珠单抗的药动学

表 9.2.5　替雷利珠单抗、信迪利单抗的合理用药要点

要点	替雷利珠单抗	信迪利单抗
用法用量	(1) 推荐剂量为 200mg/ 次，每 3 周 1 次，静脉输注。用药直至疾病进展或出现不可耐受的毒性。 (2) 与化疗联合使用时，若为同日给药则先输注替雷利珠单抗。 (3) 有可能观察到非典型反应。如果患者症状稳定或持续减轻，即使有初步的疾病进展表现，基于总体临床获益的判断，可考虑继续应用替雷利珠单抗治疗，直至证实疾病进展	(1) 信迪利单抗联合化疗给药时，应首先给予信迪利单抗。信迪利单抗推荐剂量为 200mg/ 次，每 3 周 1 次，静脉输注，静脉输注时间应在 30~60 分钟内，直至疾病进展或出现不可耐受的毒性。不得采用静脉推注或单次快速静脉注射给药。 (2) 用于经 EGFR-TKI 治疗失败的 *EGFR* 基因突变阳性的局部晚期或转移性 NSCLC 时，信迪利单抗联合贝伐珠单抗及化疗给药时，应首先给予信迪利单抗 200mg，间隔至少 5 分钟，继之以贝伐珠单抗 15mg/kg 静脉滴注，之后给予培美曲塞 $500mg/m^2$ 和顺铂 $75mg/m^2$ 静脉滴注 21 天一次 ×4 个周期，后续使用信迪利单抗 + 贝伐珠单抗 + 培美曲塞维持治疗，直至疾病进展或出现不可耐受的毒性。 (3) 有可能观察到非典型反应（例如最初几个月内肿瘤暂时增大或出现新的病灶，随后肿瘤缩小）。如果患者临床症状稳定或持续减轻，即使有疾病进展的影像学初步证据，基于总体临床获益的判断，可考虑继续应用本品治疗，直至证实疾病进展，可考虑采用实体瘤免疫治疗评价标准如 iRECIST 进行评估
剂量调整	根据个体患者的安全性和耐受性，可能需要暂停给药或永久停用。不建议增加或减少剂量	

续表

要点	替雷利珠单抗	信迪利单抗
特殊人群用药	(1) 轻度肝功能损害患者无须调整剂量，中重度肝功能损害患者不推荐使用。 (2) 轻中度肾功能损害患者应在医师指导下慎用，无须调整剂量，重度肾功能损害患者不推荐使用	(1) 轻中度肝功能不全患者、轻中度肾功能不全患者无须调整剂量。目前尚无针对重度肝功能不全患者或重度肾功能不全患者的独立研究数据。重度肝功能不全或重度肾功能不全患者应在医师指导下慎用本品，如需使用，无须调整剂量。 (2) 尚无本品在 18 岁以下儿童和青少年患者的安全性和有效性数据。本品目前在老年患者（≥65 岁）与 <65 岁患者中的安全性未显示显著差异。建议在医师的指导下慎用，如需使用，无须调整剂量。 (3) 不建议妊娠女性使用本品治疗。建议哺乳期妇女在接受本品治疗期间及末次给药后至少 5 个月内停止哺乳
药物相互作用	因可能干扰本品药效学活性，应避免在开始本品治疗前使用全身性皮质类固醇及其他免疫抑制剂，但是如果为了治疗免疫相关性不良反应，可在开始本品治疗后使用全身性皮质类固醇及其他免疫抑制剂	

表 9.2.6 伊匹木单抗的合理用药要点

要点	伊匹木单抗
用法用量	(1) 本品的推荐剂量为 1mg/kg，每 6 周 1 次，静脉输注 30 分钟，联合 360mg/ 次纳武利尤单抗，每 3 周 1 次，或联合 3mg/kg 纳武利尤单抗，每 2 周 1 次，静脉输注 30 分钟，直至疾病进展或出现不可耐受的毒性，或至 24 个月的患者没有疾病进展。 (2) 本品可不经稀释用于静脉输注，或稀释于 0.9% 氯化钠溶液或 5% 葡萄糖溶液中，浓度至 1~4mg/ml 后输注使用。本品不得采用静脉推注或单次快速静脉注射给药。 (3) 当与纳武利尤单抗联合使用时，应先输注纳武利尤单抗，之后同一日输注本品。每次输注需使用单独的输注袋和过滤器。 (4) 已观察到非典型反应。对于临床稳定且有疾病进展初步证据的患者，建议继续使用本品联合纳武利尤单抗治疗，直至证实疾病进展
不良反应	伊匹木单抗联合纳武利尤单抗最常见的不良反应是皮疹、疲乏、腹泻、瘙痒、甲状腺功能减退和恶心。大多数不良反应为轻中度
剂量调整	(1) 出现 4 级或复发性 3 级不良反应，或虽然进行治疗调整但仍持续存在的 2 级或 3 级不良反应时，应永久停止本品与纳武利尤单抗联合治疗。 (2) 当本品与纳武利尤单抗联合使用时，若暂停任一药物，则应同时暂停另一药物。若在暂停后重新开始给药，则应根据个体患者的评估情况重新开始联合治疗或纳武利尤单抗单药治疗

续表

要点	伊匹木单抗
注意事项	应在基线时和每剂本品给药之前评估肝功能和甲状腺功能。此外,在用本品治疗期间,必须评估免疫相关性不良反应的任何体征或症状(包括腹泻和结肠炎)
特殊情况下的药物合理使用专家共识	美国 FDA 和欧盟 EMA 批准伊匹木单抗联合纳武利尤单抗治疗晚期和转移性 NSCLC,详见“纳武利尤单抗”合理用药要点的“特殊情况下的药物合理使用专家共识”

表 9.2.7　舒格利单抗的合理用药要点

要点	舒格利单抗
用法用量	（1）推荐剂量为 1 200mg/ 次，每 3 周 1 次。 （2）静脉输注，每次输注时间为 60 分钟或以上，禁止静脉推注或快速注射，直至疾病进展或出现不可耐受的毒性。如用于巩固治疗，本品治疗不超过 24 个月
不良反应	（1）对于疑似免疫相关性不良反应，应进行充分的评估以确定病因或排除其他病因。大多数免疫相关性不良反应是可逆的，并且可通过中断本品治疗、给予糖皮质激素治疗和 / 或支持治疗来处理。 （2）本品单药治疗最常见的不良反应包括贫血、GOT 升高、GPT 升高、皮疹、甲状腺功能减退症、发热、肺部炎症、血胆红素升高、蛋白尿、高血糖症、高脂血症。本品联合治疗最常见的不良反应包括贫血、谷草转氨酶升高、谷丙转氨酶升高、疲劳、低钾血症、低钠血症、发热、皮疹、腹泻、高脂血症、甲状腺功能减退症、高血糖症、γ- 谷氨酰转移酶升高和血胆红素升高
剂量调整	根据个体患者的安全性和耐受性，可能需要暂停给药或永久停药。不建议增加或减少剂量
特殊人群用药	（1）轻度肝功能损害患者无须调整剂量。本品尚无针对中重度肝功能损害患者的研究数据，中重度肝功能损害患者不推荐使用。 （2）轻中度肾功能损害患者应在医师指导下慎用本品，基于群体药动学结果，如需使用，无须调整剂量。本品尚无针对重度肾功能损害患者的研究数据，重度肾功能损害患者不推荐使用。 （3）本品尚无在 18 岁以下儿童及青少年的安全性和有效性数据。

续表

要点	舒格利单抗
特殊人群用药	(4) 老年患者(≥65岁)与<65岁的患者在安全性或有效性上未出现总体的差异,无须在这一人群中调整剂量。 (5) 不建议妊娠女性使用本品治疗
药物相互作用	(1) 本品是一种全人源单克隆抗体,由于单克隆抗体不通过CYP450或其他药物代谢酶代谢,也不主要以转运体介导的方式摄取和外排,所以联合使用的药物对常见代谢酶或转运体的抑制或诱导作用预期不会影响本品的药动学特征。 (2) 因可能影响本品的药效学活性,应避免在开始本品治疗前使用全身性糖皮质激素及其他免疫抑制剂。如果为治疗免疫相关性不良反应,可以在开始本品治疗后使用全身性糖皮质激素及其他免疫抑制剂

表 9.2.8　特瑞普利单抗、斯鲁利单抗的合理用药要点

<table>
<tr><th>要点</th><th>特瑞普利单抗</th><th>斯鲁利单抗</th></tr>
<tr><td rowspan="2">用法用量</td><td>首次静脉输注时间至少 60 分钟，如果第 1 次输注耐受性良好，则第 2 次输注的时间可以缩短到 30 分钟，直至疾病进展或出现不可耐受的毒性。不得采用静脉推注或单次快速静脉注射给药。用于围手术期治疗时，本品推荐剂量为固定剂量 240mg，静脉输注每 3 周 1 次。围手术期治疗中联合化疗新辅助治疗 3 个周期、辅助治疗 1 个周期，然后继续本品单药辅助治疗给予固定剂量 240mg，静脉输注每 3 周 1 次共计 13 个周期或至疾病复发或发生不可耐受的毒性。在满足围手术期联合化疗最多 4 个周期的情况下，可根据实际临床情况调整围手术期联合化疗的用药周期与手术时机。特瑞普利单抗联合化疗给药时，应首先给予特瑞普利单抗</td><td>推荐剂量为 4.5mg/kg，每 3 周 1 次，静脉输注，直至疾病进展或出现不可耐受的毒性</td></tr>
<tr><td colspan="2">只要观察到临床获益，应继续本品治疗，直至患者不能耐受，有可能观察到非典型反应。如果患者临床症状稳定，即使考虑有疾病进展的可能，但基于总体临床获益的判断，可考虑继续应用本品治疗，直至证实疾病进展</td></tr>
</table>

续表

<table>
<tr><th>要点</th><th>特瑞普利单抗</th><th>斯鲁利单抗</th></tr>
<tr><td>剂量调整</td><td colspan="2">(1) 根据个体患者的安全性和耐受性,可能需要暂停给药或永久停用,不建议增加或减少剂量。
(2) 发生 4 级或复发性 3 级不良反应,虽然进行治疗调整但仍持续存在 2 级或 3 级不良反应,应永久停用本品。如果出现任何重度、复发的免疫相关性不良反应以及任何危及生命的免疫相关性不良反应,必须永久停用本品。
(3) 对于疑似免疫相关性不良反应,应进行充分的评估以确认病因或排除其他病因。根据不良反应的严重程度,应暂时停用本品,并使用糖皮质激素治疗。当免疫相关性不良反应改善至≤1 级时,需逐步减量至停药。基于有限的临床研究数据,发生糖皮质激素无法控制的免疫相关性不良反应时可以考虑使用其他全身性免疫抑制剂。如果不良反应保持在≤1 级,且糖皮质激素剂量已降至≤10mg/d 醋酸泼尼松或等效剂量,则可在最后一次给药后 12 周内重新开始特瑞普利单抗治疗。严重者或诊断存疑者可由消化科、风湿科、皮肤科、呼吸科、肿瘤科等组成的免疫不良反应 MDT 进行会诊</td></tr>
<tr><td>注意事项</td><td colspan="2">本品可能引起免疫相关性不良反应,建议治疗前进行包括甲状腺功能、心肌酶等的基线检测,在治疗中定期随访用于早期发现免疫相关性不良反应。因为不良反应可能在本品治疗期间或本品治疗停止后的任何时间发生,应持续进行患者监测(至少至末次给药后 5 个月)</td></tr>
</table>

续表

要点	特瑞普利单抗	斯鲁利单抗
特殊人群用药	老年患者（≥65 岁）建议在医师的指导下慎用，如需使用，无须调整剂量	
	轻度肝功能损害患者、轻中度肾功能损害患者无须调整剂量	轻度肝功能损害患者、轻度肾功能损害患者应在医师指导下慎用本品，如需使用，无须调整剂量
	中重度肝功能损害患者、重度肾功能损害患者的数据有限	中重度肝功能损害患者、中重度肾功能损害患者不推荐使用
药物相互作用	在使用本品之前应避免使用全身性糖皮质激素或其他免疫抑制剂，因为这些药物可能会影响本品的药效学活性及疗效。但在本品开始给药后，可使用全身性糖皮质激素或其他免疫抑制剂治疗免疫介导性不良反应	（1）本品是一种人源化单克隆抗体，尚未进行与其他药物药动学相互作用的研究。因为单克隆抗体不经 CYP450 或其他药物代谢酶代谢，所以合并使用的药物对这些酶的抑制或诱导作用预期不会影响本品的药动学。 （2）因可能干扰本品药效学活性，应避免在开始本品治疗前使用全身性皮质类固醇及其他免疫抑制剂。如果为了治疗免疫相关性不良反应，可在开始本品治疗后使用全身性皮质类固醇及其他免疫抑制剂

表 9.2.9 派安普利单抗的合理用药要点

要点	派安普利单抗
用法用量	(1) 派安普利单抗推荐剂量为 200mg/ 次，每 3 周给药 1 次，静脉输注，直至疾病进展或出现不可耐受的毒性。 (2) 有可能观察到非典型反应，如果患者临床症状稳定或持续减轻，即使有疾病进展的初步证据，基于总体临床获益的判断，可考虑继续应用本品治疗，直至证实疾病进展
免疫相关不良反应	(1) 接受派安普利单抗治疗的患者可发生免疫相关性不良反应，包括严重病例。免疫相关性不良反应可能发生在本品治疗期间及停药以后，可累及任何组织器官。患者在接受派安普利单抗治疗期间及治疗结束后一段时间内，应在医师建议及指导下定期或不定期通过对相关检验指标或脏器功能进行检测，从而及时发现不同时间点出现的免疫相关性不良反应。 (2) 对于疑似免疫相关性不良反应，应进行充分的评估以排除其他病因。大多数免疫相关性不良反应是可逆的，并且可通过中断本品治疗、给予糖皮质激素治疗和 / 或支持治疗来处理。整体而言，对于大部分 2 级以及某些特定的 3 级和 4 级免疫相关性不良反应需暂停给药。对于 4 级及某些特定的 3 级免疫相关性不良反应需永久停用本品。对于 3 级和 4 级及某些特定的 2 级免疫相关性不良反应，根据临床指征，给予 1~2mg/(kg · d) 醋酸泼尼松等效剂量，直至改善到≤1 级。糖皮质激素需至少 1 个月的时间逐渐减量直至停药，快速减量可能引起不良反应恶化或复发。如果不良反应在糖皮质激素治疗后继续恶化或无改善，则应增加非糖皮质激素类别的免疫抑制剂治疗。

续表

要点	派安普利单抗
免疫相关不良反应	（3）本品给药后任何复发性3级免疫相关性不良反应，末次给药后12周内2级或3级免疫相关性不良反应未改善到0~1级（除外内分泌疾病），以及末次给药后12周内糖皮质激素未能降至≤10mg/d醋酸泼尼松等效剂量，应永久停用本品
输注相关反应	在接受本品治疗的患者中已观察到输注相关反应。输注期间需密切观察临床症状和体征，包括发热、寒战、僵硬、瘙痒、低血压、胸部不适、皮疹、荨麻疹、血管神经性水肿、喘息或心动过速；也可能发生罕见的危及生命的反应。对于发生1级输注相关反应的患者，在密切监测下可继续接受本品治疗；发生2级输注相关反应者，可降低滴速或暂停给药，可考虑用解热镇痛抗炎药和H_1受体拮抗剂，当症状缓解后可考虑恢复用药并密切观察；发生3级或4级输注相关反应时须立即停止输注并永久停用本品，给予适当的药物治疗
注意事项	在同类抗PD-1抗体产品中，在治疗开始前或终止后进行异体造血干细胞移植，均有严重和致命并发症报道。移植相关并发症包括超急性移植物抗宿主病、急性移植物抗宿主病、慢性移植物抗宿主病、降低强度预处理后发生的肝静脉闭塞性疾病和需要糖皮质激素治疗的发热综合征。需要密切监测患者的移植相关并发症，并及时进行干预。需要评估同种异体造血干细胞移植之前或之后使用抗PD-1抗体治疗的获益与风险

表 9.2.10　阿得贝利单抗、贝莫苏拜单抗的合理用药要点

要点	阿得贝利单抗	贝莫苏拜单抗
用法用量	(1) 在诱导期，阿得贝利单抗 1 200mg 或 20mg/kg 联合化疗，每 3 周 1 次，共 4~6 个治疗周期。诱导期之后是维持期，在此期间阿得贝利单抗 1 200mg 或 20mg/kg，每 3 周 1 次。直至疾病进展或出现不可耐受的毒性。 (2) 输注时间应控制在 30~60 分钟，最多不超过 2 小时完成输注。当阿得贝利单抗联合化疗给药时，应首先给予阿得贝利单抗静脉输注，间隔至少 30 分钟后再给予化疗。 (3) 本品可稀释于 0.9% 氯化钠溶液或 5% 葡萄糖溶液中，浓度范围是 0.5~9mg/ml。使用配有 0.2μm 或 0.22μm 在线过滤器的输注装置给药。 (4) 有可能观察到非典型反应。如果患者临床症状稳定，即使有疾病进展的初步证据，基于总体临床获益的判断，可考虑继续应用本品治疗，直至证实疾病进展或出现不可耐受的毒性	(1) 本品与盐酸安罗替尼胶囊、化疗（卡铂和依托泊苷）联合治疗，推荐剂量为 1 200mg/ 次，静脉输注每 3 周给药 1 次，每次输注时间为 60 分钟，直至出现疾病进展或产生不可耐受的毒性。 (2) 本品须采用静脉输注的方式给药，输注时间为 60 分钟。使用带有滤膜（0.22μm）输液器完成静脉输注。 (3) 本品在同日联合化疗（注射用卡铂、依托泊苷注射液）时，应先输注本品，然后给予注射用卡铂和依托泊苷注射液化疗。输注结束时冲洗输液管。请勿通过同一个输液管与其他药物同时给药

续表

<table>
<tr><th>要点</th><th>阿得贝利单抗</th><th>贝莫苏拜单抗</th></tr>
<tr><td rowspan="2">不良反应</td><td colspan="2">对于疑似免疫相关性不良反应，应进行充分的评估以确定病因或排除其他病因。大多数免疫相关性不良反应是可逆的，并且可通过中断本品治疗、给予糖皮质激素治疗和/或支持治疗来处理</td></tr>
<tr><td>本品单药治疗最常见的不良反应为蛋白尿、乏力、血促肾上腺皮质激素升高、GOT升高、血促甲状腺激素升高、血胆红素升高、GPT升高、贫血、食欲减退和皮疹。本品联合治疗最常见的不良反应为白细胞减少症、中性粒细胞减少症、贫血、GPT升高、血小板减少症、GOT升高、食欲减退、恶心、γ-谷氨酰转移酶升高、乏力和甲状腺功能减退症</td><td>本品单药治疗最常见的不良反应为GPT升高、贫血、GOT升高、血促甲状腺激素升高、γ-谷氨酰转移酶升高等。本品联合治疗最常见的不良反应为甲状腺功能减退症、GOT升高、GPT升高、白细胞计数降低等</td></tr>
<tr><td>剂量调整</td><td colspan="2">根据个体患者的安全性和耐受性，可能需要暂停给药或永久停药。不建议增加或减少剂量</td></tr>
<tr><td rowspan="3">特殊人群用药</td><td colspan="2">轻度肝功能不全患者应在医生指导下慎用本品，如需使用，无须进行剂量调整。中重度肝功能损害患者不推荐使用</td></tr>
<tr><td>轻中度肾功能损害患者无须调整剂量，重度肾功能损害患者不推荐使用</td><td>轻度肾功能损害患者应在医师指导下慎用本品，如需使用，无须调整剂量，中重度肾功能损害患者不推荐使用</td></tr>
<tr><td colspan="2">本品尚无在18岁以下儿童及青少年的安全性和有效性数据</td></tr>
</table>

续表

<table>
<tr><th>要点</th><th>阿得贝利单抗</th><th>贝莫苏拜单抗</th></tr>
<tr><td rowspan="2">特殊人群用药</td><td colspan="2">老年（≥65 岁）与较年轻患者（<65 岁）在安全性或有效性上未出现总体的差异，建议在医师的指导下慎用，如需使用，无须调整剂量</td></tr>
<tr><td colspan="2">不建议妊娠女性使用本品治疗</td></tr>
<tr><td>药物相互作用</td><td>阿得贝利单抗不经 CYP450 或其他药物代谢酶代谢，所以合并使用的药物对这些酶的抑制或诱导作用预期不会影响本品的药动学</td><td>因可能干扰本品药效学活性，应避免在基线开始本品治疗前使用全身性皮质类固醇及其他免疫抑制剂。如果是为了治疗免疫相关不良反应，可以在开始本品治疗后使用全身性皮质类固醇及其他免疫抑制剂</td></tr>
</table>

10 依沃西单抗(表 10.0.1)

表 10.0.1 依沃西单抗的制剂、规格和适应证及合理用药要点

要点	依沃西单抗
制剂和规格	注射剂:100mg(10ml)/ 瓶
适应证	依沃西单抗联合培美曲塞和卡铂,用于经 EGFR-TKI 治疗后进展的 *EGFR* 基因突变阳性的局部晚期或转移性非鳞状 NSCLC 患者的治疗
用法用量	(1) 推荐剂量为 20mg/kg,每 3 周给药 1 次,静脉输注,输注宜在约 60 分钟(±10 分钟)内完成,直至疾病进展或出现不可耐受的毒性。不得采用静脉推注或快速静脉注射给药。 (2) 依沃西单抗联合化疗药物给药时,应首先给予依沃西单抗,间隔至少 30 分钟,之后给予化疗药物。 (3) 有可能观察到非典型疗效反应(例如,治疗最初几个月内肿瘤暂时增大或出现新的病灶,随后肿瘤缩小)。如果患者临床症状稳定或持续减轻,即使影像学有疾病进展的初步证据,基于总体临床获益的判断,可考虑继续应用本品治疗,直至证实疾病进展
不良反应	常见药物不良反应(≥20%)为贫血(34.5%)、白细胞减少(30.1%)、中性粒细胞减少(29.4%)、GOT 升高(25%)、血小板减少(22.5%)。对于大部分 2 级以及某些特定的 3 级和 4 级免疫相关性不良反应需暂停给药。对于 4 级及某些特定的 3 级免疫相关性不良反应需永久停用本品。对于 3 级和 4 级及某些特定的 2 级免疫相关性不良反应,根据临床指征,给予 1~2mg/(kg·d)醋酸泼尼松等效剂量,直至改善到≤1 级

续表

要点	依沃西单抗
免疫相关不良反应	对于疑似免疫相关不良反应,应进行充分的评估以排除其他病因。大多数免疫相关不良反应是可逆的,并且可通过暂停依沃西单抗治疗、皮质类固醇治疗和 / 或支持治疗来处理
特殊人群用药	(1) 轻度肝功能不全患者无须调整剂量,目前本品尚无针对中度或重度肝功能不全患者的研究数据。轻度或中度肾功能不全患者无须调整剂量,目前本品尚无针对重度肾功能不全患者的研究数据。 (2) 尚无本品在 18 岁以下儿童及青少年中的安全性和有效性数据。本品目前在老年(>65 岁)与非老年患者(≤65 岁)中的安全性未显示显著差异,老年患者无须进行剂量调整
药物相互作用	依沃西单抗是一种人源化免疫球蛋白 G1 双特异性抗体,因为单克隆抗体不经 CYP450 或其他药物代谢酶代谢,所以合并使用的药物对这些酶的抑制或诱导作用预期不会影响依沃西单抗的药动学。考虑全身性皮质类固醇、其他免疫抑制剂以及血管生成抑制剂干扰依沃西单抗药效学活性的可能性,应避免在开始治疗前使用。如果为了治疗相关不良反应,可在开始依沃西单抗治疗后使用全身性皮质类固醇、其他免疫抑制剂以及血管生成抑制剂

注:未特殊标注的均为单药治疗。

附表 1 免疫相关性不良反应和治疗调整方案

免疫相关性不良反应	严重程度	治疗调整
反应性毛细血管增生症	3 级	暂停用药,直至不良反应恢复至 0~1 级
	4 级	永久停用
肺炎	2 级	暂停给药,直至不良反应恢复至 0~1 级
	3~4 级或复发性 2 级	永久停用
腹泻及结肠炎	2 级或 3 级	暂停给药,直至不良反应恢复至 0~1 级
	4 级	永久停用
肝功能异常(GPT/GOT 升高)	2 级	暂停给药,直至不良反应恢复至 0~1 级
	3~4 级	永久停用
血肌酐升高	2~3 级	暂停给药,直至不良反应恢复至 0~1 级
	4 级	永久停用

续表

<table>
<tr><th>免疫相关性不良反应</th><th>严重程度</th><th>治疗调整</th></tr>
<tr><td rowspan="2">内分泌疾病</td><td>症状性2~3级甲状腺功能减退，2~3级甲状腺功能亢进、2~3级垂体炎、2级肾上腺功能不全、3级高血糖症或1型糖尿病</td><td>暂停给药，直至不良反应恢复至0~1级</td></tr>
<tr><td>4级甲状腺功能减退
4级甲状腺功能亢进
4级垂体炎
3~4级肾上腺功能不全
4级高血糖症或1型糖尿病</td><td>处理措施参照附表2</td></tr>
<tr><td rowspan="2">皮肤不良反应</td><td>3级或疑似史-约综合征或中毒性表皮坏死松解症</td><td>暂停给药，直至不良反应恢复至0~1级</td></tr>
<tr><td>4级或确认的史-约综合征或中毒性表皮坏死松解症</td><td>永久停用</td></tr>
<tr><td rowspan="2">血小板减少症</td><td>3级</td><td>暂停给药，直至不良反应恢复至0~1级</td></tr>
<tr><td>4级</td><td>永久停用</td></tr>
</table>

续表

免疫相关性不良反应	严重程度	治疗调整
其他免疫相关性不良反应	3~4 级血淀粉酶升高或脂肪酶升高 2~3 级胰腺炎 2 级心肌炎 2~3 级首次发生的其他免疫相关性不良反应	暂停给药，直至不良反应恢复至 0~1 级
	4 级胰腺炎或任何级别的复发性胰腺炎 3~4 级心肌炎 3~4 级脑炎 4 级首次发生的其他免疫相关性不良反应	永久停用
复发或持续的不良反应	复发性 3~4 级(除外内分泌疾病) 末次给药后 12 周内 2~3 级不良反应未改善到 0~1 级(除外内分泌疾病)，末次给药后 12 周内糖皮质激素未能降至≤10mg/d 醋酸泼尼松等效剂量	永久停用
输注相关反应	2 级	降低滴速或暂停给药，当症状缓解后可考虑恢复用药并密切观察
	3~4 级	永久停用

附表 2 免疫相关性不良反应发生后重启免疫检查点抑制剂治疗的注意事项

发生不良反应的部位或系统	处理措施
心血管	（1）1 级心肌炎：症状消退后考虑重启治疗。 （2）2~4 级心肌炎：永不考虑重启免疫治疗
内分泌系统	（1）甲状腺：甲状腺功能减退无须停药。对于类似 Graves 病的症状性甲状腺功能亢进，考虑暂停免疫治疗，并在检查完成后且有证据表明甲状腺功能及症状改善后可重启免疫治疗。 （2）促肾上腺皮质激素、促甲状腺激素和 / 或促性腺激素缺乏，但没有症状性垂体肿胀的垂体炎：在接受激素替代治疗后，可以重启免疫治疗。 （3）垂体炎伴垂体肿胀症状（如头痛、视觉障碍和 / 或神经功能障碍）：糖皮质激素治疗且与肿胀相关症状消退后，考虑重启免疫治疗。 （4）1 型糖尿病伴有酮症酸中毒：酮症酸中毒纠正且血糖水平稳定后，考虑重启免疫治疗。 （5）原发性肾上腺功能不全：在适当的替代内分泌治疗后，可继续免疫治疗
眼	2~4 级 irAE：根据指南暂停免疫治疗；在改善至≤1 级时，请眼科会诊考虑重启免疫治疗，出现重度葡萄膜炎或巩膜外层炎（G3~G4），永不考虑重启免疫治疗

附表 2　免疫相关性不良反应发生后重启免疫检查点抑制剂治疗的注意事项

续表

发生不良反应的部位或系统	处理措施
胃肠道	(1) PD-1/PD-L1 抑制剂:2~3 级结肠炎后,在症状缓解至≤1 级重启免疫治疗。 (2) 在极少数情况下,患者无法完全停用糖皮质激素,且症状未消退,可在患者仍使用≤10mg/d 醋酸泼尼松等效剂量的情况下重启免疫治疗。恢复 PD-1/PD-L1 抑制剂治疗后,考虑联合使用维得利珠单抗需 CTLA-4 药物;如果 irAE 重度或危及生命,则停药。 (3) 须注意,请勿补用因 irAE 和 / 或糖皮质激素治疗而错过的剂量
肾	(1) 根据指南暂停免疫治疗;在症状改善至≤1 级时,如果肌酐稳定,可在同时使用糖皮质激素的情况下重启免疫治疗。 (2) 重新开始免疫治疗后,每 2~3 周监测肌酐或根据临床指征更频繁地监测肌酐。如果肌酐保持稳定,考虑延长两次肌酐检查之间的间隔时间。 (3) 重度(3~4 级)蛋白尿:永不考虑重启免疫治疗。 (4) 对于已缓解的 G2 和 / 或 G3 肾脏 irAE:如果有临床指征,至少在暂停 ICI 治疗≥2 个月后,可考虑重启免疫治疗
肝脏	(1) 转氨酶升高,不伴胆红素升高:发生 2 级 irAE 后,在谷丙转氨酶 / 谷草转氨酶恢复至基线水平,糖皮质激素逐渐减量至≤10mg/d 醋酸泼尼松等效剂量后考虑重启免疫治疗。 (2) 3 级肝炎:如果使用 CTLA-4 抑制剂联合 PD-1/PD-L1 抑制剂治疗,仅重新开始 PD-1/PD-L1 抑制剂治疗。 (3) 重度或危及生命(4 级)的肝炎:永不考虑重启免疫治疗

续表

发生不良反应的部位或系统	处理措施
肺	(1) 进行性 1 级非感染性肺炎:影像学有改善证据,考虑重启免疫治疗。 (2) 2 级肺炎:肺炎缓解至≤1 级且患者停用糖皮质激素剂量≤10mg/d 醋酸泼尼松,则重启免疫治疗。 (3) 重度(3~4 级)肺炎:永不考虑重启免疫治疗
肌肉、骨骼	炎性关节炎(中度至重度 irAE 暂停治疗):待病情稳定或得到充分治疗后重启免疫治疗。对于显著损害日常生活能力和生活质量的重度炎性关节炎:永不考虑重启免疫治疗
神经系统	(1) 重症肌无力:2 级且经糖皮质激素治疗缓解后,可以重启治疗,而 3~4 级则永不考虑重启治疗。 (2) 吉兰 - 巴雷综合征:任何级别的吉兰 - 巴雷综合征均永不考虑重启治疗。 (3) 周围神经病变:1~2 级 irAE,暂停治疗,如果症状消退至≤1 级或患者的孤立性疼痛感觉神经病变得到良好控制,考虑重启免疫治疗。 (4) 无菌性脑膜炎:轻度至中度 irAE,如果症状缓解至 0 级,考虑重启免疫治疗。 (5) 脑炎:在中度至重度脑炎(2~4 级)的情况下,永不考虑重启免疫治疗。 (6) 横贯性脊髓炎:任何级别横贯性脊髓炎永不考虑重启免疫治疗
胰腺	(1) 有症状的 2 级胰腺炎,如果已经没有胰腺炎的临床或影像学证据,且淀粉酶、脂肪酶恢复正常,可以考虑重启免疫治疗。 (2) 3~4 级胰腺炎永不考虑重启免疫治疗

附表 2　免疫相关性不良反应发生后重启免疫检查点抑制剂治疗的注意事项

续表

发生不良反应的部位或系统	处理措施
皮肤	(1) 斑丘疹和 / 或瘙痒：在症状缓解至≤1 级（即，皮肤状况良好且只需局部干预），可以考虑重启免疫治疗。 (2) 重度（3~4 级）或危及生命的大疱性疾病（包括史 - 约综合征和中毒性表皮坏死松解症）：永不考虑重启免疫治疗

注：免疫相关性不良反应发生后重启免疫检查点抑制剂治疗的一般原则如下。

1. 在发生重大 irAE 后考虑重启免疫治疗时应谨慎。重启免疫治疗应按以下情况密切随访，以监测复发症状。

(1) 如重启免疫治疗后毒性复发，则永久终止免疫治疗。

(2) 重启免疫治疗前评估患者的肿瘤状态，如果 ICI 治疗达到客观缓解（完全或部分缓解），由于毒性复发风险，不建议重启免疫治疗，应与患者讨论重启免疫治疗的风险 / 获益。

2. 一种免疫治疗引起重度 irAE 的情况下，通常需要永久停用这种免疫治疗，而在中度 irAE 情况下，则可能需要永久停用这类免疫疗法。如患者在接受含伊匹木单抗的治疗方案后出现 3 级或 4 级毒性，在早期毒性消退后，后期可考虑采用 PD-1 抑制剂或 PD-L1 抑制剂单药治疗。

3. 除一些例外情况，2 级 irAE 消退至≤1 级后可考虑重启免疫治疗。

4. 因 irAE 暂停免疫治疗后，在重启免疫治疗前，建议请相应器官专家会诊。

本表内容来源于 NCCN 免疫检查点抑制剂相关毒性管理指南 V1.2022。

附表3　反应性皮肤毛细血管增生症分级标准和治疗建议

分级	描述	Ⅰ级推荐	Ⅱ级推荐	Ⅲ级推荐
G1	单个或多个皮肤和/或黏膜易摩擦部位结节，最大结节直径≤10mm，伴或不伴局部破溃出血	(1) 继续ICI治疗。 (2) 易摩擦部位可用纱布或创可贴保护，避免出血。 (3) 局部破溃出血者可采用局部压迫止血治疗	—	—
G2	单个或多个皮肤和/或黏膜易摩擦部位结节，最大结节直径>10mm，伴或不伴局部破溃出血	(1) 继续ICI治疗。 (2) 易摩擦部位可用纱布或创可贴保护，避免出血。 (3) 局部破溃出血者可采用创可贴、压迫止血，或采用局部治疗措施，如激光止血或外科切除等。 (4) 宜加强皮肤消毒，预防破溃处发生感染	—	—

附表 3　反应性皮肤毛细血管增生症分级标准和治疗建议

续表

分级	描述	Ⅰ级推荐	Ⅱ级推荐	Ⅲ级推荐
G3	皮肤和/或黏膜结节呈泛发性，可并发感染，严重者可能需要住院治疗	(1) 暂停ICI治疗，待恢复至≤1级后恢复给药。 (2) 易摩擦部位可用纱布或创可贴保护，避免出血。 (3) 局部破溃出血者可采用创可贴、压迫止血，或采用局部治疗措施，如激光止血或外科切除等。 (4) 并发感染者给予抗感染治疗	—	—

注：上述证据类别全部为2A类。

参考文献：中国临床肿瘤学会指南工作委员会．中国临床肿瘤学会(CSCO)免疫检查点抑制剂相关的毒性管理指南2023[M]. 北京：人民卫生出版社，2023。

缩略词表

NSCLC	非小细胞肺癌
EGFR	表皮生长因子受体
TKI	酪氨酸激酶抑制剂
ALK	间变性淋巴瘤激酶
ROS1	*c-ros* 原癌基因 1
RET	转染重排
MET	间质 - 上皮转化因子
BRAF V600	*B-Raf* 原癌基因第 600 位氨基酸的突变位点
PD-1	程序性死亡受体 1
PD-L1	程序性死亡受体配体 1
ICI	免疫检查点抑制剂
irAE	免疫相关不良事件
CYP450	细胞色素 P450

ES-SCLC	广泛期小细胞肺癌
NP	长春瑞滨 / 顺铂
ULN	健康人群高限
CTLA-4	细胞毒性 T 淋巴细胞相关抗原 4
NCI CTCAE（5.0 版）	美国国家癌症研究所常见药物毒性反应分级标准 5.0 版
NCCN	美国国立综合癌症网络
CSCO	中国临床肿瘤学会
ESMO	欧洲肿瘤内科学会
FDA	美国食品药品管理局
EMA	欧洲药品管理局
PMDA	日本药品医疗器械管理局
ASCO	美国临床肿瘤学会
iRECIST	实体瘤免疫治疗疗效评价标准
OATP1B1	有机阴离子转运多肽 1B1
OATP1B3	有机阴离子转运多肽 1B3
MDT	多学科协作团队
MATE	多药及毒素外排转运蛋白